再见,抑郁症

[美] 菲利普·戈尔德 (Philip W. Gold) 著

李昂扬 译

中国出版集团

中译出版社

BREAKING THROUGH DEPRESSION:A Guide to the Next Generation of Promising
Research and Revolutionary New Treatments
Text Copyright 2023 by Philip W. Gold
This edition published by arrangement with Grand Central Publishing, New York, New
York, USA. All rights reserved.
Simplified Chinese translation copyright © 2024 by China Translation & Publishing House
ALL RIGHTS RESERVED
著作权合同登记号：图字 01-2024-1327 号

图书在版编目（CIP）数据

再见，抑郁症 /（美）菲利普·戈尔德著；李昂扬
译 . -- 北京：中译出版社，2024.7
ISBN 978-7-5001-7842-2

Ⅰ . ①再… Ⅱ . ①菲… ②李… Ⅲ . ①抑郁症 Ⅳ .
① R749.4

中国国家版本馆 CIP 数据核字（2024）第 073583 号

再见，抑郁症

ZAIJIAN, YIYUZHENG

著　者：[美] 菲利普·戈尔德（Philip W. Gold）
译　者：李昂扬
策划编辑：刘　钰
责任编辑：刘　钰
营销编辑：赵　铎　魏菲彤　刘　畅
版权支持：马燕琦

出版发行：中译出版社
地　　址：北京市西城区新街口外大街 28 号普天德胜大厦主楼 4 层
电　　话：（010）68002494（编辑部）
邮　　编：100088
电子邮箱：book@ctph.com.cn
网　　址：http://www.ctph.com.cn

印　　刷：三河市国英印务有限公司
经　　销：新华书店
规　　格：710 mm×1000 mm　1/16
印　　张：13.75
字　　数：280 千字
版　　次：2024 年 7 月第 1 版
印　　次：2024 年 7 月第 1 次印刷

ISBN 978-7-5001-7842-2　　　　　定价：79.00 元

概述

戈尔德博士起初在精神分析领域接受专业训练，随后在马里兰州贝塞斯达的美国国立卫生研究院（NIH）临床中心度过了 45 年的光辉岁月，其间成为国际知名的抑郁症医学与神经生物学研究专家。他曾荣任美国国会图书馆学者委员会（LCCS）成员，并在麦克阿瑟基金会医学网络中担纲重要角色，荣获名誉博士学位，并在生物医学领域发表了逾 400 篇科研论文，其中 12 篇载于《新英格兰医学杂志》（*The New England Journal of Medicine*）这一权威期刊上。此外，他被英国皇家医师学会选为荣誉海外会员，并荣获杜克大学医学院颁发的杰出校友奖。戈尔德博士还被盛赞为"全球抑郁症内分泌学研究的领军人物"，以及"在抑郁症综合研究领域中的世界领先者"。

《再见，抑郁症》一书明确指出，抑郁代表了一种失控的应激反应。这一理论观点已由戈尔德博士在《新英格兰医学杂志》发表的论文中所详细阐释。戈尔德博士明确指出，根据最新生物学发现，已经有 30 多种新药物正在开发，这些新药物能够靶向应激系统的某些特定区域。他强调的重要观点之一为，抑郁症是一种以前额叶皮质及应激系统关键神经元丢失为特征的神经退行性疾病。特别值得关注的是，腹侧前额叶皮质的体积会缩减 40%。该脑区负责预测潜在的惩罚与奖励，对调控大脑内的焦虑调节中枢起着至关重要的作用；同时，增强了个体对愉悦的预期和体验能力，并在调控大脑及血液循环系统中应激激素的释放方面扮演着核心角色。当前的研究成果揭示，抗抑郁药物的疗效，一部分是通过对脑组织的损伤，以及阻止或逆转由此产生的连锁反应来发挥作用，而非单纯通过提升血清素水平实现。

戈尔德博士阐明了一个关键观点：抑郁症患者的应激系统异常具有神经生物学基础，这要求在治疗抑郁症时，必须将药物治疗与心理治疗相结合。压力性事件在大脑中编码，导致大脑结构和功能的变异，而这些变异需要通过心理治疗来解决，以便积极地纠正那些产生有害压力的思维和行为模式——这些模式对大脑造成损害，并最终引发抑郁症。在呈现引人入胜的科学数据的同时，戈尔德博士还专门撰写了一章关于洞察导向心理治疗（Insight-oriented Psychotherapy）的实践指南，并详细记录了一位重性抑郁障碍患者的实际治疗过程。书中还穿插了众多临床案例分析，这些内容不仅丰富了书籍的学术价值，也提高了其可读性和实用性。

戈尔德博士援引了众多研究的明确数据，证实抑郁症与冠心病、脑卒中、糖尿病和骨质疏松症等早发性疾病相关联，这些疾病可导致反复发作的抑郁症患者的预期寿命缩短 7~10 年，且此影响不受吸烟、高血压、肥胖或其他已知健康风险因素的影响。他深入研究并阐释了抑郁症对长期医疗后果的潜在生物学机制。据我们所知，抑郁症影响了发达国家中 20% 的人口。鉴于此，世界卫生组织已将抑郁症定性为全球范围内导致残疾的第二大病因。

压力是抑郁症中脑组织丧失的一个主要因素，它引发的神经毒性化合物，如升高的皮质醇和去甲肾上腺素水平，诱发了广泛的脑内炎症反应,并抑制了诸如脑源性神经营养因子(BDNF)等重要的生长因子。BDNF 在正常情况下能够保护神经元免遭压力带来的损害或退化,而 BDNF 的缺失则加速了神经退行性变化和神经元的损伤。最新研发的快速作用抗抑郁药物,主要通过提升 BDNF 的水平,以期恢复抑郁症患者神经保护机制的大部分损失。在应用抗抑郁药物前,若先行使用 BDNF 受体拮抗剂进行预处理,则会削弱抗抑郁治疗的有效性。

戈尔德博士在精神医学研究领域的卓越建树,以及他在心理治疗实践领域的深厚专业知识,赋予了他撰写此类著作的独特资格,并为以下论断提供了坚实的科学依据:抑郁症不仅是一种生物学上的障碍,其彻底治疗还必须依赖心理治疗的综合干预。他的著作清晰阐述了抑郁症伴随的大脑损伤和复杂的激素变化,这些特征将抑郁症定位于最为严重的医学疾病谱系之中。

在《再见,抑郁症》这部著作中,戈尔德博士巧妙地融合了科学理论与临床实践,并穿插了他与多位在过去 40 年中对精神医学领域做出划时代贡献的科学家的亲身交流与洞见,他与其中许多人都有直接了解与接触。因此,这本书不单是一本科学性强的作品,它还通过众多引人入胜的故事,拓宽了读者的视野并牢牢抓住了他们的兴趣。

《再见,抑郁症》一书与近年来市面上众多关于抑郁症的书籍有着鲜明对比。它揭示了近期在抑郁症研究领域所取得的惊人进展,这些新发现定将颠覆读者的现有认知。一些人认为,在缺乏对血清素这一关键因素的理解下,我们对抑郁症的神经生物学基础知之甚少,但本书中的信息无疑是一种令人振奋的启示。事实上,我们对抑郁症的认识已经相当深入,并且正在运用针对其生物学根源的药物治疗。在抑郁症患者数量不断攀升、全球仍在与新冠疫情斗争的时期,这一积极进展的消息鲜为人知,却极具新闻价值。《再见,抑郁症》的问世,恰逢其时,为公众带来了新的希望和科学洞见。

美国国立卫生研究院是全球规模最大的临床与基础生物医学研究中心。在医学的各个专业领域及基础研究的深度和广度上，其科研实力极为雄厚，科学家在此自由交流、相互启发，共同构建了丰硕的合作研究网络。美国国立卫生研究院所提供的科研资源极为丰富，书中所描绘的这一世界级临床研究单元的宏伟景象，可谓独一无二。本书精准地捕捉并展现了美国国立精神卫生研究所（NIMH）的内部项目在推动研究质量与提升临床治疗水平方面的真正实力，彰显了其在精神分析临床心理学领域的卓越贡献。

在抑郁症科学研究的众多文献中，普遍对研究进展的不尽人意表示忧虑（如安妮·哈林顿的著作）。然而，《再见，抑郁症》一书却呈现了一系列激动人心的新数据，为开发创新疗法带来了新的希望。目前，尚无任何其他作品能像本书这样，对抑郁症的科学基础进行如此深入细致的探讨；尚未有学者取得科学界的广泛联系和多年交流合作，这些宝贵的经验和见闻都在本书中得到了详尽的记录；尚没有学者做到终身投身于这项科研工作，并在著作中全面展示个人研究成果；尚没有学者培养超过 30 名博士后研究员。此外，将生物精神医学的深刻见解与精神分析临床心理的精辟评论相结合的能力，也是戈尔德博士独有的专长。至于为正在开发中的 30 种新药物提供理论支撑的数据，或对这些药物进行前瞻性阐述，更是其他学者所未曾尝试的。简言之，这部作品是独一无二的，推荐阅读。

序言

我的抗抑郁之路

多年来，人们经常问我，如何忍受在抑郁症方向上的枯燥研究？怎样消化悲伤而不被其吞没？这些问题解释起来既简单又复杂：年轻时，我自己也经历过抑郁，但我有支持自己的家庭、朋友、亲密的同事，还进行了有效的心理治疗和抗抑郁治疗，因此我具备了一定的抗压能力，这帮助我承受住了巨大的痛苦，让我可以乐观地生活。

我的父亲出生在巴勒斯坦，我的祖父是一名正统的拉比。父亲从小就被严格教育，一定要孝敬父母。父亲13岁那年，他的母亲死于难产。两年后，祖父再婚，娶了另一个女人，但她不喜欢我的父亲。在父亲16岁时，继母把他赶出了家门。后来，父亲请求祖父同意他去美国。起初遭到了拒绝，但后来祖父同意将此事交给耶路撒冷的首席拉比——库克（Rabbi Kook），由他决定父亲是否能够在美国开始新的生活。库克拉比与我父亲和祖父待了两天之后，决定让父亲前往美国，祖父同意了。

此后不久，我父亲和一位朋友在街上遭到袭击，父亲亲眼看到朋友被割喉——他的余生一直被这个噩梦困扰着。由于无法获得去美国的签证，他的计划被搁置了，这给他造成了更大的精神创伤。最终，在亚历山大、马赛和加来辗转之后，他乘船抵达罗得岛州的普罗维登斯。两年后，他娶了一个女人，但后来这个女人与他的老板有染，我父亲深受打击，此后不久，他们离婚了。由于青少年时期和婚姻中的经历，我的父亲，一个很坚强的人，却终生都活在被遗弃的恐惧中。

我母亲出生在立陶宛的斯洛尼姆（现在位于白俄罗斯）。她告诉我，她儿时曾在几个不同的国家生活过。1913 年，她的父亲移民到美国，并计划尽快把其他家人接过去。然而，第一次世界大战爆发了，我母亲和外祖母直到 1919 年，也就是我母亲 14 岁的时候，才得以踏上前往美国的路程。母亲还记得在战争年代，她和姐姐为了躲避呼啸的子弹，曾在黑夜中的土豆地里狂奔。不仅如此，她的家人还不得不躲避经常威胁到他们生命和破坏他们财产的大屠杀。

战争结束后，我母亲和她的姐姐，还有我的外祖母获得了前往美国的签证。外祖母的视力很差，她担心全家人会因此被从埃利斯岛遣送回东欧。母亲自豪地记得，她站在外祖母的身后，提示她眼睛测试的正确答案。然而，当外祖母终于到达美国时，她很快就发现，她的丈夫已经娶了另一个女人，并组建了新的家庭。外祖母别无选择，只能靠自己的努力让家人生活下去。她把全家人安置在下东区赫丝特街上的一间廉租房里。

我的父母是在纽约的一次希伯来语教师大会上相识的，他们来到弗吉尼亚州的纽波特纽斯，在那里创办了一所希伯来语学校。我的哥哥奇普在这里出生，3 年后我也出生了。母亲告诉我，我要肩负起一生行善的责任。我的父母把他们的生活重心放在培养我和哥哥身上，希望我们能够发挥自己的潜能。

我 6 岁那年，生活发生了翻天覆地的变化，我的哥哥奇普突然失去了说话和吞咽的能力。我永远不会忘记那个星期五的下午，耳鼻喉科医生告诉我的父母，我的哥哥患上了一种危及生命的疾病——延髓型脊髓灰质炎。

延髓型脊髓灰质炎侵蚀的是脑干而不是脊髓，最终会影响脑干控制的呼吸和心脏功能，死亡率高达 80%。哥哥的主治医生急忙用救护车将他送往约 40 千米外詹姆斯河大桥对面的一家专科医院。约 11 千米宽的詹姆斯河的对岸，对我来说就是一个陌生的世界，我能做的只有想象哥哥正在承受什么——我不知道他将如何进食，如何交流。我做了最坏的打算。

我的父母也崩溃了。尽管他们非常爱我，竭尽全力想让我快乐，但母亲在那段时期总是忧心忡忡、心不在焉，有时甚至忘记了给我做饭。看到父母经常流泪，我暗自发誓不给他们添麻烦。我感到内疚的是，生病的是哥哥而不是我，让父母忧心如焚。我感到无助，因为我无法减轻他们的负担。我非常爱他们，看到他们如此痛苦，我也非常难受。

奇迹发生了，哥哥在 8 个月后几乎完全康复了。根据犹太人的传统，当一个孩子从危及生命的疾病中康复后，他的中间名就会被改为"哈伊姆"（Chaim），这是希伯来语中"生命"的意思。之后，父母经常用这个名字亲切地称呼哥哥。最终，哥哥留下了轻微吞咽困难和高音调喷嚏的后遗症。由于受影响的部位靠近脑干的睡眠中心，他后来每晚只能睡 5 个小时。然而，我父母的生活却从此发生了改变——他们总是害怕有灾难发生，他们变得过度保护我和哥哥。我们也尽量小心，不让他们担心。我们都想安抚他们的情绪，就好像父母的情绪是孩子可以控制的一样。

在哥哥康复一年后，他又患上了严重的猩红热，再一次与死亡擦肩而过。我们的堂兄是约翰斯·霍普金斯大学的儿科住院医师，他立即带着极少量的（当时还未普及的）青霉素赶来。他每天给哥哥注射小剂量的青霉素，再将他尿液中排出的青霉素提取出来，用于第二天的再注射。哥哥活了下来。医生都认为这是一个奇迹，这是他生命中的第二次奇迹。

18 岁那年，哥哥决定去威廉斯堡市的威廉与玛丽学院，后来又去了杜克大学医学院，最终以全班第一名的成绩毕业。当他在那里读大三时，我也准备好上大学了。我在高中表现出色，被威廉姆斯学院录取，但父母劝我去杜克大学，这样我既能和哥哥在一起，又离家近。我和哥哥经常见面，非常亲密，我从未后悔去杜克大学读书。

上大学时，我认识了海伦，她是哥哥的朋友詹妮弗的闺密。詹妮弗当时在杜克大学读大四，是一位圣公会牧师的女儿。哥哥不能娶一个非犹太女孩，所以他们并没有成为恋人，而是一直保持着好朋友的关系。

海伦很漂亮，她有很强的幽默感和可爱的南方口音，她的演讲就像音乐一样动听。大三那一年，海伦和我一直在一起，我们经常和哥哥还有詹妮弗一起吃晚饭。我哥哥非常喜欢海伦，她也和他越来越亲近。我当时确信，并且现在也确信，我们在哥哥与詹妮弗的友谊背景下相遇。基于这种关系，我放下了与海伦之间坚守的界限，我们相爱了。那个夜晚，我回到宿舍后想着，活着真好啊。

学年结束时，海伦邀请我和哥哥、詹妮弗去她家里住几天，她家在富有乡土气息的佐治亚州。我们刚到不久，海伦的父母就找我谈了话。他们非常明确地表示不希望女儿嫁给一个犹太人，我对此表示理解。令人惊讶的是，之后海伦和我从未谈起过这件事。现在回想起来，我们当时还太年轻。

从那时起，整个夏天，海伦都不再理我了。起初，她在电话里不那么热情了。过了一段时间，她告诉我她认识了其他男孩。现在想来也奇怪，我竟然没有提醒她，这样会破坏我们之间的关系，我也不愿意和她继续交往了。然而，因为宗教问题，我还没有想清楚，我能否对她做出承诺。因此，我觉得我没有资格要求她。

我开始反思，试图理解我和海伦之间的关系。我觉得问题出在我的外表上，因为我既不健壮，也不英俊。在反思的过程中，我觉得这个阻碍我和海伦之间关系的唯一因素是肤浅的，但也是至关重要的——我的外表看起来的确很纤弱，性格上也很软弱。我逐渐觉得，这个难以改变的因素将导致我孤独终生。

我没有向任何人提起过这些事。但随着时间的推移，这种感觉越来越强烈。一两个月后，我变得越来越抑郁。每天凌晨两点，我就会醒来，之后再也无法入睡。我的食欲减退，体重下降，我的自尊心严重受损。

在我大四那年的圣诞假期，我收到了杜克大学的来信。信中说，医学院希望提前录取我进研究生院，并将给我提供为期 4 年的全额奖学金。当天晚上，我父亲因严重胸痛住进了医院。我从护士那里得知，我以前的一位高中老师认识海伦，并知道我们正在相处。她认为海伦同时和很多男生保持着暧昧，就告诉了我父亲，但父亲从未向我提起过这件事。现在回想起来，他可能觉得我正在走上他第一次婚姻的老路。他对我的担心和忧虑已经表现在了身体上，我再次意识到自己要对他的情绪负责，我非常内疚。

我勉强度过了暑假和下学期，但我的抑郁症状加剧了，自我意识持续恶化。感恩节期间，我产生了这样的想法：因为我的无能，才让父母感到羞耻。我醒得很早，努力保持体重，但我感受不到快乐，我的抑郁症状越来越严重。我能意识到这一点，但我无能为力，我无法让自己振作起来。

一月份，第二学期刚开学不久，一个朋友把我拉到一边，告诉我海伦开始和别人约会了，而且他们已经非常亲密。在这场磨难中，我第一次能够发泄自己的愤怒。我走到海伦的宿舍，来到她的房间，拿起我送给她的戒指，扔到了她宿舍的屋顶上。此后的一个星期，我的抑郁症消失了。

在这之前，我每天都在重复体验失去全部亲人的感觉，每天都像又经历了一次心碎。我对自己的外表和缺点的关注消失了，我能够以清醒的头脑去学习，并成功完成了本学期的学业。后来，我无法确定这种恢复反映的是我面对现实的能力，还是我从生理上摆脱了抑郁，使我有能力对海伦采取有效的行动。虽然抑郁症通常会反复发作，而且随着时间的推移，发作频率和强度还会增加，但对个体来说，情况并非总是如此。我再也没有患过抑郁症，这表明这种循环是可以结束的——我们不仅可以修复损伤，还可以利用损伤促进内在的成长。直到现在，我仍在服用抗抑郁药物，我相信这可以让我远离天生的易感性。

现在回想起来，我清楚地认识到，当时我还没有能力解决所有的问题，那些如何让自己过上满意的生活、变得更加坚强的问题。我还没有与父母分开生活，我觉得自己有责任让他们更幸福。我没有自主地接受自己的需求，也无法自由地表达自己的想法。我还没有学会对虐待表示抗议，没有学会在受到挑衅时发怒，没有能力为巨大的人生损失感到悲伤，没有能力摆脱困境，也没有能力公开为自己辩护。这些能力是我在之后多年出色的心理治疗中，慢慢培养出来的，对此我心怀感激，它们保护了我，使我免于再次经历抑郁。

然而，无论抑郁症有多么严重，我都很庆幸我经历过它。这让我知道抑郁症是一种多么残酷的疾病，也明白了那些帮助我们确定身份和自尊的特质是如何受到严重影响的。我学会了在抑郁症的力量面前保持谦卑，并且在任何情况下都不会低估它。不仅如此，我还意识到自己有责任与之抗争，并确保那些患者永远不必经历我曾经感受到的耻辱、疏离和羞愧。

这是一场终生难忘的战斗。

前言

　　第一次来到位于马里兰州贝塞斯达的美国国立卫生研究院时，我只有30岁，是一名刚刚毕业的医学博士，充满了激情和活力。对于生物学和生活经历如何在大脑中交织在一起，从而产生被我们称为"抑郁症"的疾病，以及我们能做些什么来缓解这种疾病，我感到非常着迷，一心想要了解更多相关知识。50年后，我仍然在美国国立卫生研究院工作，我仍然被同样的话题所吸引。值得庆幸的是，我们对抑郁症的理解以及如何更好地治疗抑郁症也将取得重大进展，这让我感到非常高兴和感动。

　　再往前追溯一点儿：20世纪60年代末，我还是一名大学生，主修英语。当我决定进入医学院学习时，我的目标是接受精神医学培训。我之所以学习精神医学，是因为我相信这代表了一种应用文学的形式。在这种形式下，我对这个世界的理解可以得到治愈性的表达。我在想，如果我们不能帮助一个失去生存意志的人找到重返世界的途径，那么学到再多的知识又有什么用呢？即使我永远无法理解生命的意义，但我知道痛苦是人生的必经之路。每个人都会经历痛苦，而我们有价值的人生目标就是要尝试减轻痛苦。出于这些原因，我选择了接受心理治疗培训，目标是治疗精神疾病，尤其是抑郁症。

我在马萨诸塞州精神卫生中心接受了住院医师培训，该中心与哈佛大学医学院有密切联系。在住院医师培训期间，我和其他住院医师一起接受了为期 3 年的心理治疗强化训练。在那几年里，我每周都要与大量患者和导师会面数小时。当我努力帮助患者与抑郁症做斗争时，我越来越清楚地认识到，虽然抑郁症明显与痛苦的回忆、生活压力和创伤经历有关，但我们也需要考虑到一些生物学因素。当时我们获得的数据表明，抑郁症与遗传因素有关。我们还发现，激素紊乱也会引发抑郁症发作，而抑郁症发作的周期性模式似乎也影响着生物节律的改变。我意识到，如果想真正了解抑郁症，就要更多地了解这些潜在的生物变化因素。

30 岁那年，我开始在美国国立卫生研究院临床中心担任研究员，负责抑郁症的神经生物学研究。从那时起，我就一直在国立卫生研究院工作。临床中心位于国立卫生研究院占地约 125 公顷的贝塞斯达校园内，是世界上最大的临床研究医院。它拥有全部用于临床研究的 300 多张床位（目前没有任何其他机构拥有超过 40 张研究床位）。研究医院并不只专注于治疗和救治患者，而是在更深入地研究疾病的根本原因和治疗疾病的新方法。这种方式引起了我的共鸣。

美国国立卫生研究院里有许多实验室，研究人员在这里设计实验并研究，这些研究往往与世界上一些最棘手的疾病的临床研究并行不悖，并为临床研究提供依据。多位诺贝尔奖获得者的整个职业生涯都是在美国国立卫生研究院度过的。40 多位诺贝尔奖获得者曾获得拉斯克奖——这是美国学术界的最高奖项，获奖者往往取得了杰出的研究成果，可以改变医疗实践。

美国国立卫生研究院临床中心为医生科学家提供了前所未有的自由度，因为我们不必为获得资助而撰写传统的赠款申请。因此，我们被鼓励去处理"外部"科学家可能会回避的项目，因为他们需要快速的结果来获得支持。它鼓励我们发挥想象力，追求高风险的想法，这些想法可能会带来重大的临床发现，当然也可能是死胡同。从许多方面来看，在美国国立卫生研究院工作是对具有伟大创意感兴趣的科学家的终极目标。

培训结束后，我成为一名研究员，主要从事抑郁症的神经内分泌学研究，并最终成为美国领先的临床和基础科学研究实验室的负责人，担任神经内分泌研究主任和神经内分泌科主任。从我第一次走进美国国立卫生研究院的办公室到现在，已经过去了47年，但我仍不舍得离开。

从在波士顿接受精神医学培训到成为一名神经科学家，我起初经历了一个陡峭的学习曲线，某种程度上，这个过程一直持续到今天。一路走来，我发现生物学研究与精神分析精神医学之间有许多相似之处——这两种学科都在寻找那些表面看来不易察觉的真相，以减轻痛苦。事实上，两种学科都发现，痛苦的根本原因往往与我们原先的假设相反——无论是在心理上还是生物学上，自我保护大都适得其反，产生的问题比解决的问题还多。每个人都需要具有承受挫折、失落和失败的能力，而不是被羞耻感或意志堕落压垮。即便在未知增多、失败概率随之增加时，每一个领域依然需要严谨、自律，和承担艰巨任务的能力。最后，生物学研究和基于精神分析的精神医学都表明，苛刻的环境实际上有助于我们最充分地认识自我。

近年来，一些出版物贬斥抑郁症生物学研究的缓慢步伐和抗抑郁治疗的局限性，我对此表示理解。抑郁症所代表的真正的健康危机确实让人感到气馁：我们了解到，20%的人有可能在人生的某个阶段患上抑郁症，而抑郁症会使人的预期寿命缩短长达10年。但是，面对这些严峻的数据，我们应该注意到，有关抑郁症的新知识爆炸式增长，以及30多种新型、高效、速效抗抑郁药物的出现，这都与那些不祥的预感相矛盾。

相反，就人类对抑郁症生物学认识的突破而言，我们正进入一个真正的非凡时期。例如，我们现在知道抑郁症是一种神经退行性疾病，与大脑应激系统关键部位组织的损失有关，而大脑应激系统是帮助我们管理和减轻各种安全威胁的大脑部分。受这种神经退行性疾病影响的大脑部分，正是帮助我们评估奖惩可能性、调节焦虑水平、影响自我评估和自尊以及预测和体验快乐能力的部分。鉴于这一点，我们开始研究如何阻止这种组织损失。当下，我们正在努力研究是否可以逆转这种损失。

我们现在还了解到，抑郁症会扰乱神经细胞之间的重要连接，抑制大脑中新神经元的诞生——而新神经元的产生并不像人们长期以来认为的那样，在青年时期就会结束。如果大脑受到适当的刺激，我们就可以创造新的神经元和神经通路。这些发现以及其他相关发现还促使我们开发出功能强大的新型高级抗抑郁药物系列，彻底改变了治疗抑郁症的方法。

我们最近还了解到，抑郁症是一种全身性疾病，它与过早患冠心病、过早患糖尿病、过早患中风和过早患骨质疏松症有关。总体而言，在与自杀、患高血压、肥胖或吸烟均不相关的前提下，抑郁症患者会减寿约10年。造成抑郁症患者情绪和认知改变的大脑变化，在一定程度上会通过影响全身的激素和自律神经调节，从而产生系统性损害。我们清楚地了解这些系统是如何工作的，也有很多方法可以阻止此类疾病的发展或进行治疗。与此同时，鉴于抑郁症在全球的发病率高达20%，抑郁症的医学并发症对公共卫生而言也属于紧急事件。鉴于此，并考虑到抑郁症对情绪、人际关系和工作的破坏性影响，世界卫生组织宣布"抑郁症是全球第二大致残原因"，且是45岁以下人群致残的主要原因。

本书的目的之一是减少人们对抑郁症研究的误解和低估，并向读者传达在理解抑郁症方面取得的一些令人振奋的进展，以及在这些研究成果的基础上，开发新型抗抑郁药物所蕴含的现实希望。

我在《新英格兰医学杂志》发表的文章中写道，抑郁症意味着应激反应出了问题。这一假设已被多项研究证实。应激系统是一组在大脑中紧密相连的模块，它编码了我们生存所必需的适应性反应。当应激系统失调时，就会导致抑郁症。自身免疫性疾病是适应性反应系统失调导致疾病的另一个例子。在自身免疫性疾病中，本应保护我们的免疫反应开始攻击自身的组织和器官，这往往会导致严重的疾病或死亡。同样，当应激系统失调时，我们也会变得抑郁。

压力会在大脑中留下烙印，并改变应激系统的结构和功能。这些压力事件被编码在情绪记忆中，并经常在遇到危机或危险时再次出现。这些情绪记忆是抑郁症发作和持续的燃料。当我们面临与过去相似的压力或创伤时，抑郁情绪就会骤然爆发。改变这些情绪记忆的唯一方法就是心理治疗。科学家正在努力寻找有可能帮助消除这些情绪记忆的药理手段，或使它们更容易被接受，从而进行有效治疗。不过，就目前而言，心理疗法是治疗抑郁症不可或缺的组成部分，而且未来也可能会持续应用。

归根结底，生活中的压力或创伤事件的频率和强度，加上基因的脆弱性，决定了一个人对抑郁症的易感性。我们可以把抑郁症的易感性比作冠心病的易感性。与冠心病一样，遗传易感性和环境易感性都会导致抑郁症的易感性，而吸烟、肥胖、缺乏锻炼和饮食不当等因素也都会导致心脏病发作。对于抑郁症而言，易感环境因素包括早期的失落或创伤、无法获得或过度挑剔的养育方式，以及反复出现的、一生中都无法逃避的压力。我在本书中详细介绍了令人振奋的关于抑郁症核心特征的新发现，这些发现表明心理治疗对于充分治疗抑郁症至关重要。我还介绍了基于对抑郁症的生物学起源和表现的新认知，我们在药理学方面取得的一些突破。

抑郁症扭曲了我们的认知和期望，对许多人来说，它实际上是一种"自我癌症"——在侵蚀身体的同时，也侵蚀着我们的尊严和自尊。本书有助于我们认清这一可怕的现实。同时，我们也应该心怀希望。我们越来越接近抑郁症的核心，并且正在开发新型快速抗抑郁药物系列，它们甚至可以控制重性抑郁障碍。我希望本书能让人们进一步认识到，抑郁症并不是一个人软弱或不足的表现，它是一种我们无法控制的疾病。若要战胜它，就需要勇气、决心和承受巨大痛苦的能力。

数十年来，我一直在努力研究，生物学特性如何影响了有助于定义人性的特质。直到现在，在我职业生涯的后期，我才开始理解生物学和人生经历之间的相互作用，以及它们如何导致抑郁症的易感性。在这 50 年的抑郁症研究过程中，我学到了很多关于科学和人性的知识，这也是在许多非凡的人（我的患者、同行研究人员、同事和学生）的启发和滋养下，获得的非常有意义的人生经历。这本书就是为了感恩这一切。

目录

第一章　抑郁之苦

自 1969 年 7 月开始，威廉·卡明斯博士每天都会在凌晨 3 点醒来，他的内心充满忧虑。不久之后，他开始持续性焦虑，恐惧也笼罩在他生活中所有重要的事情上。威廉坚信他的家人将不再与他亲近，他的妻子和孩子很快就会抛弃他。他认为自己不再是一名优秀的研究人员，他辉煌的职业生涯迟早会走到尽头。

威廉是奥马哈市克瑞顿大学医学院一名成功的外科医生，他致力于研究白血病的生物机制，并开发治疗白血病的药物。但是，无论他取得了多么伟大的成就，都无法避免悲剧的发生。没过多久，无休止的想法所带来的痛苦就演变成了长达 5 年的抑郁症以及生活的终结。

他的焦虑泛化到自尊的方方面面。他不再为自己过去的成就感到骄傲，而是觉得自己一文不值；他开始怀疑朋友或同事是否真的喜欢或尊重他；平日里慷慨大方的他变得异常谨慎小心。他一反常态地感受到，以他这种衰竭和恐惧的状态，在资源有限的情况下，他无法让自己糟糕的心理状况得以好转。

除了感到绝望，威廉也无法在工作或日常的娱乐活动中感受到快乐。

他不再期待快乐的事情，他失去了享受阳光和晴空的能力。他曾经对艺术和绘画有着浓厚的兴趣，现在，抑郁情绪彻底淹没了他所有的兴趣。

同时，威廉发现自己在清晰思考、集中注意力和记忆方面越来越困难。他的短期记忆力减弱了，不幸的是，他对有关痛苦和不愉快的记忆却增加了。他经常会被祖父去世或母亲抑郁等痛苦的回忆所困扰。当被这些悲伤的念头困扰时，他无法解脱。他理智上知道他曾拥有过活力和快乐，但他无法回忆起在那些美好时光中的情感体验。

除了对未来的恐惧，威廉的记忆也无法给他带来安慰。据他描述，那些失落和失败的、痛苦和情绪化的记忆不断轰炸着他，甚至对自己获得的某个著名的研究奖项也不再感到自豪。事实上，他在获奖后不久就抑郁了。

他清晰地记得高中和初恋分手的经历，很可能因为那次分手引发了他最初的抑郁症。他还回忆起许多其他的负面记忆，这些记忆描绘了一幅不切实际的暗淡图景。他似乎更容易提取负面情绪记忆。例如，他很容易回忆起曾经受伤或悲伤的经历，而非快乐或满足的经历。从本质上讲，抑郁症错误地将他的生活具化成一段漫长痛苦的创伤期，让他无法解脱。

当威廉第一次来到我的办公室时，我就迫切地想知道什么事情让他如此痛苦，这样他就不必独自承受了。当我让威廉讲述他的经历时，他说："戈尔德医生，我无法想象，你居然没有看不起我这个没有能力创造成功的人。你无法想象我是多么羞愧，因为我没有力量让自己走出抑郁。"他的眼睛望向别处，说："我敢说，你越了解我，就越会看不起我。你迟早会对我说的话失去兴趣，进而放弃我。我曾经惧怕死亡，但现在我害怕的是生活。"

威廉在我的办公室里坐着，他穿着斜纹粗花尼夹克和卡其色休闲裤，这套衣服大概是他在大学医学中心担任学术医生时穿的。我猜想着，在他没有那么沉重的负担时，他应当是个神采奕奕的英俊男子。我们在位于美国国立卫生研究院临床中心 3 楼办公室见面，透过窗户可以俯瞰楼下享受阳光的人们。临床中心里充满活力，走廊上经常像宾夕法尼亚车站一样拥挤。每天都有三四十场正式讲座在这里举行，有众多的医生、科学家、护士、研究员和学生参加。

尽管周围熙熙攘攘、热闹非凡，威廉却极力避免和任何人有目光接触。在我看来，他的眼神中有一种受过虐待或凌辱的人所特有的暗淡。从另一个角度看，他像个班里的尖子生在校长办公室受处分而感到羞愧的孩子。我们才刚认识不久，但不知怎的，直觉告诉我，我和同事可以帮助他。我开始对威廉进行深入的心理治疗，并逐渐理解了他的痛苦。

除了感到痛苦，威廉还受到失眠的困扰，表现为凌晨早醒。他通常在凌晨一两点醒来，而且几乎无法再次入睡。他食欲不振，体重下降了近 10 公斤。他的抑郁症状在上午最严重，因为此时应激反应处于高峰期；在晚上，他的应激反应处于休眠状态，抑郁症会有所减轻。

威廉来找我，是希望我们用当时正在试用的一种新型抗抑郁药物丙咪嗪（imipramine）改善他的精神状态。丙咪嗪的发现，是几个世纪以来人们试图了解和治疗抑郁症的成果结晶。我们意外发现这种药物可以缓解抑郁症患者的睡眠障碍、食欲不振和快感缺失（无法体验快乐情绪）等症状，于是开展了丙咪嗪的效果研究，旨在检验丙咪嗪是否能解决抑郁症的根本问题，还是仅能使症状有所缓解，以及这些结果是否具有广泛的可重复性和可持续性。

抑郁症有两大临床亚型：精神性抑郁症（melancholic depression）和非典型抑郁症（atypical depression）。威廉患的是精神性抑郁症。精神性抑郁症通常与抑郁症相矛盾，因为它通常是一种过度兴奋和焦虑的状态，而不是以压抑思想情感为特征。精神性抑郁症包括无价值感和无法预测或体验快乐的感觉。精神性抑郁症患者有一种明显的凌晨清醒模式，通常很难再入睡。他们的慢波睡眠和安稳睡眠明显减少，快速眼动睡眠（REM sleep）次数增加。

精神性抑郁症患者会出现食欲明显降低，体重下降的情况。对于那些年老体弱的重性抑郁障碍患者来说，这可能会危及生命。此外，精神性抑郁症患者会出现性欲减退的现象，女性患者往往月经不调，男性患者的睾酮水平会下降。大多数精神性抑郁症患者会对性生活失去兴趣或无法享受性生活。

精神性抑郁症患者的多种激素、新陈代谢和生理功能也可能会出现异常，影响到许多脑区以及身体中几乎所有的组织和器官。精神性抑郁症患者的促肾上腺皮质激素释放激素（CRH）和去甲肾上腺素的分泌会大幅增加。可见，精神性抑郁症与大多数其他疾病相比，更大程度上是一种全身性疾病。

总之，焦虑、唤醒增加、睡眠障碍、应激激素大幅增加以及通常与压力有关的多种生理异常表明，精神性抑郁症表现为一种锁定在"开启"位置的应激系统。

抑郁症的第二类亚型是非典型抑郁症，它似乎是精神性抑郁症的对立面。非典型抑郁症与食欲增加、睡眠增加、明显疲劳、与自己和他人脱节的感觉以及空虚感有关。与精神性抑郁症相比，非典型抑郁症的发病年龄更早，更有可能是慢性的。

抑郁症简史

关于人类试图了解抑郁症以及人类探究如何更好地治疗抑郁症的历史由来已久。2000 多年前，希波克拉底（Hippocrates）曾写道，人类最严重的疾病都是在"黑胆汁"增多的情况下发生的，"黑胆汁"是当时主导医学思想的四种体液之一。"黑胆汁"是四种"体液"中最不祥的一种，源于希腊语中"黑色胆汁"（melan chole）一词，它是"忧郁"一词的词根，意为巨大的悲伤。因此，黑胆汁与人类最可怕的两大疾病——癌症和抑郁症相关联。我认为抑郁症不亚于癌症，它虽不致命，但一直在进行自我吞噬。

在中世纪，抑郁症被称为怠惰（acedia），这是一种弥天大罪——背离上帝，就会受到诅咒。怠惰导致一个人无法与他人、与世界联结，最严重的是，他无法与上帝联结。这意味着患有抑郁症的人和试图自杀的人是一样的：承认自己抑郁，就相当于承认自己会下地狱。因此，抑郁症成了一种与巨大的羞耻感联系在一起的疾病。

在随后的几个世纪里，认为抑郁症是"一种道德缺失"的观念一直存在。许多家庭把患有抑郁症的亲人关在地下室或阁楼里，还经常用铁链锁住他们，不让他们与周围的人打交道，也不让他们向他人诉说自己的痛苦。小说里的罗切斯特先生（小说《简·爱》的男主角）并不像夏洛蒂·勃朗特（小说《简·爱》的作者）笔下的人物形象那样罕见。

在中世纪和文艺复兴早期，道德与抑郁症之间的关系变得更加极端。抑郁症不仅与罪恶有关，还与魔鬼附身联系在一起——魔鬼通过抑郁症患者表达对生命的憎恨。由于这种观念，大量抑郁症患者被绑在火刑柱上烧死，以便他们摆脱恶魔的附身。

到了 18 世纪和 19 世纪，患有心理疾病的人被关在像仓库一样的精神病院里，这似乎是一种"进步"。但是，即使抑郁症患者没有被铁链锁住或被烧死，这种境遇仍然剥夺了他们正常生活的权利，他们只能漫无目的地游荡在一群患有各种精神疾病和痴呆症的人中间。在很多情况下，这加剧了他们的悲伤和无价值感。

这一时期的精神医学家开始崇尚一种观点：抑郁症不是一种道德上的失败，而是一种生理失调。他们怀疑所有的精神疾病都反映出神经变性，他们的工作重点是找到精神病患者在其一生中大脑所发生的所有变化。不出所料，这项工作最终以失败告终，因为将抑郁症、精神分裂症和痴呆症分为一组，淡化了将抑郁症患者作为一个单独群体进行研究可能会发现的结果。

19 世纪末，德国精神医学家埃米尔·克雷珀林（Emil Kraepelin）扭转了这一局面。他开发出一套诊断系统，可以将抑郁症患者与焦虑症、精神分裂症和痴呆症患者区分开来。克雷珀林的诊断系统是生物精神医学的一个重要转折点。之后，在 20 世纪，乔治·威诺克（George Winokur）、塞缪尔·古兹（Samuel Guze）和他们在圣路易斯华盛顿大学的同事对这一诊断系统进行了改进。抑郁症首次与其他具有不同生物异常的疾病分开进行研究，从而得到了更深入的理解。

这一诊断系统使我们了解到抑郁症的亚型，并大大加深了我们对抑郁症患者与非抑郁症患者之间差异的理解。

基于克雷珀林的发现，我们现在将抑郁症分为单相抑郁或双相抑郁。单相抑郁或重性抑郁障碍的特征是反复发作的单纯抑郁，间歇期为缓解期。

第二种亚型，即双相抑郁，这是一种同时伴有抑郁和狂躁发作的疾病，其中伴随着明显的缓解期。单相抑郁或双相抑郁患者都可能表现出精神性抑郁和非典型抑郁。克雷珀林认为精神分裂症和痴呆症是与抑郁症无关的独立疾病。

抑郁症患者不同亚型的形成以及 50 年后丙咪嗪的偶然发现，使得公众对抑郁症患者的看法发生了转变。现在，人们不再把抑郁症患者视为需要遭受道德考验的失败者，而是把他们视为身患疾病、需要接受强化治疗的个体。

什么是抑郁症，什么不是抑郁症

重性抑郁障碍与持续的绝望感、无价值感、对曾经喜欢的活动失去兴趣、睡眠和食欲紊乱以及广泛的生理变化有关。

《精神障碍诊断与统计手册（第五版）》（DSM-5）概述了诊断抑郁症的标准。患者必须在两周内出现 5 种或 5 种以上的症状，包括：

1. 几乎每天大部分时间都情绪低落。

2. 几乎每天大部分时间对所有或几乎所有活动的兴趣或乐趣都明显减退。

3. 不节食时体重明显下降，或体重增加，或几乎每天都有食欲减退或增加的现象。

4. 思维减慢，身体活动减少（可被观察到，而非仅是主观上感到烦躁不安或行动迟缓）。

5. 几乎每天都感到疲劳或体力不支。

6. 几乎每天都有无价值感，或有过度或不适当的负罪感。

7. 几乎每天都会出现思考或集中注意力的能力减退，或者表现为优柔寡断。

8. 反复出现死亡念头，反复出现自杀念头但无具体计划，或自杀未遂或有具体自杀计划。

若要确诊患有抑郁症，那么这些症状必须已在临床上对个人造成了严重困扰，或在社交、职业或其他重要功能领域造成了损害。这些症状还必须不是药物滥用或者其他疾病的结果。这就给诊断带来了挑战，因为抑郁症往往与其他疾病交织在一起。

还需要注意的是，尽管有充分证据表明生化因素或遗传因素对抑郁症有影响，但目前的诊断标准都不包括这两种因素。目前还没有生物标记物证实，只有在没有抑郁的无药患者中才会出现这种情况。此外，抑郁症是一种与多种基因异常相关的疾病，目前还没有发现它与明显的遗传基因相关。虽然科学家希望这一天早日到来，但在这之前，《精神障碍诊断与统计手册（第五版）》所描述的抑郁症特征纯粹属于行为特征。

悲伤与抑郁

抑郁症的主要表现为无价值感、绝望感以及对未来感到恐惧。许多抑郁症患者会有被抛弃感和孤独感。他们认为这种状态是自己的错，并深信这些感觉将成为其生活中的永久特征。抑郁症患者很难感受到真正的悲伤，因为他们的感受范围受到限制，并且集中在他们的痛苦和生活的徒劳上。真正的悲伤通常与珍贵的、充满爱的回忆联系在一起。例如，失去所爱的人，他的回忆与失去爱人的悲伤结合在一起。有时，他们会有一种苦乐参半的感觉，既包括对生活的感恩，也包括"所有关系都会结束"的残酷现实。然而，许多重性抑郁障碍患者往往无法感受到这种悲伤，甚至无法哭泣，他们通常也无法感到愤怒。

因此，对于抑郁症患者来说，他们不仅缺乏幸福感或满足感，也无法体会悲伤的复杂性。在这方面，重性抑郁障碍是最残酷的疾病之一，因为它会让人的注意力局限于一连串令人窒息的自我谴责与绝望之中。抑郁症患者往往会体验到一种深刻的疏离感，但悲伤的人则不会有这种感觉。从生物学的角度来看，抗抑郁药物（如丙咪嗪）并不能治愈悲伤，但它们有助于减轻抑郁症状。我们希望丙咪嗪能够帮助到威廉。

第二章　当精神医学遇到生物学

在历史上，我们曾反复思考抑郁症是身体出现的问题还是心理出现的问题。丙咪嗪这种药物的发现彻底改变了我们对抑郁症生物学和治疗方法的看法，而这个发现完全是偶然的。

要理解我们目前对抑郁症生物学及有效治疗方式所取得的突破，就需要追溯到 20 世纪 60 年代。当时，制药巨头嘉基公司开发了一种名为氯丙嗪（Thorazine）的新型镇静抗组胺药，它可以使较低剂量的麻醉变得更有效、更安全。这和抑郁症有什么关系呢？原来，氯丙嗪可以使手术更安全，它具有显著的镇静作用。这促使精神科医生尝试用它来治疗精神分裂症患者，因为精神分裂症患者通常会出现情绪激动、极度恐惧、偏执和精神错乱。氯丙嗪在缓解精神分裂症方面效果显著，多年来一直是治疗精神分裂症的主要药物。遗憾的是，事实证明氯丙嗪对治疗抑郁症完全无效。

罗兰·库恩（Roland Kuhn）是明斯特林根精神病院的一名瑞士籍精神科医生。他联系了嘉基公司，希望对氯丙嗪进行一些试验。当时，许多药物都相当昂贵，这种药物的成本也让库恩望而却步。但嘉基公司给他寄来了一种从货架上买来的更便宜的化合物，让他试用。这种化合物与氯丙嗪只有两个原子的差别。这种化合物被称为嘉基 22355（Geigy 22355），也就是丙咪嗪。

当库恩给精神分裂症患者服用丙咪嗪后，发现丙咪嗪非但没有让他们平静下来，反而让许多患者变得狂躁不安。事实上，他们看起来比以前更严重了。这促使库恩继续思考一个耐人寻味的问题：这是否说明丙咪嗪不是镇静剂，而是兴奋剂呢？他想，如果有一类患者需要兴奋起来，那就是抑郁症患者。

库恩给抑郁症患者服用了丙咪嗪，并有了惊人的发现：令人难以置信的是，60% 的人的抑郁症状得到了缓解，但只有在服药 2~4 周后才有疗效。库恩观察到，疗效最好的患者具有睡眠紊乱、早醒和食欲不振等症状。我们现在认识到，这些都是精神性抑郁症的核心症状，而丙咪嗪对精神性抑郁症的治疗效果非常好。

许多人都不敢相信，在通过锁链、焚烧、隔离和关进精神病院等方式治疗抑郁症患者的 2000 年后，竟然有一种简单有效的口服治疗方法。从临床角度来看，这个发现的意义再怎么强调都不为过：抑郁症似乎第一次被证明具有生理成分。库恩以为他打开了一扇门，但实际上他打开的是一扇闸门，它永远改变了我们对抑郁症的看法。我们越来越接近于抑郁症的真相，进而了解如何帮助人们缓解抑郁症。丙咪嗪虽然只是抑郁症精神药物治疗的开端，但这是一个充满希望的开始。

威廉对丙咪嗪的反应

患者威廉已经在病房里接受了 21 天的评估，现在，他可以开始接受丙咪嗪治疗试验了。他将随机接受 3 周的安慰剂治疗和 3 周的丙咪嗪治疗。这是一项双盲安慰剂对照试验。这意味着无论是威廉还是我，或者是每天 3 次为威廉的抑郁严重程度评分的护士，都不知道他在试验期间的任何时间点是在服用丙咪嗪还是安慰剂。这意味着我们的客观性不会因为知道他服用的是安慰剂还是丙咪嗪而受到影响。此外，我们还了解到，患者很少会在开始服药两周后就对丙咪嗪产生反应。在看到任何结果之前，我们可能需要等待相当长的一段时间——这谁也不能保证。

开始试验后的两周里，威廉的状态越来越差。我们不知道这种状态是药物的副作用，还是他对药物没有任何作用的失望。在接下来的 3 个星期里，威廉一直情绪低落。试验的第一个月里，他一般在凌晨两点半左右醒来。然而，到了第 35 天，他的睡眠时间延长到了凌晨 3 时 30 分，但他的情感基调、食欲、精力和体验快乐的能力都没有变化。

到了第 40 天，威廉的情绪略有好转。到了第 45 天，他醒来时感觉神清气爽，这是近 6 年来的第一次。最明显的是，威廉的无价值感和自我贬低的感觉几乎消失了。

在 45 天的时间里，在他看待世界的方式没有真正改变的情况下，一种药物让威廉摆脱了抑郁。这意味着什么呢？虽然在未来的岁月里，我会有很长的时间来思考这个问题，但当时我的第一反应却是欣喜若狂。威廉是我在美国国立卫生研究院的第一个患者。我以前从未见过患者对抗抑郁药物有反应。在某种程度上，我简直不敢相信。

威廉反馈说，他对这种幸福感并不陌生，他也不认为是药物引起的兴奋。相反，这些感觉就像是他在抑郁之前曾经有过的情绪状态。对我和他来说，这表明他恢复了之前的健康状态，而不是药物掩盖了不健康的状态。

威廉继续接受心理治疗。在他对丙咪嗪产生反应后，我们治疗的基调发生了巨大的变化。我们终于能够开始认真地发掘导致他抑郁的心理因素。

我认为，威廉病情得到缓解的主要原因是他在医院接受了综合治疗，而不是丙咪嗪。然而，威廉已经持续抑郁了 5 年多，他在服用丙咪嗪 2~3 周后自发缓解的可能性很小。

丙咪嗪是如何起作用的？首个抑郁症的假设模型

了解丙咪嗪抗抑郁的作用机制对于我们了解抑郁症的神经生物学至关重要。我在美国国立精神卫生研究所的同事朱利叶斯·阿克塞尔罗德博士（Dr. Julius Axelrod）获得了诺贝尔生理学或医学奖，其中，他在去甲肾上腺素合成和代谢的基本机制及其在抑郁症中的作用模式和角色方面所做出的贡献，功不可没。

阿克塞尔罗德博士发现，患者在服用丙咪嗪一天后，就能提高去甲肾上腺素水平，并产生抗抑郁反应；而降低去甲肾上腺素的降压药利血平却会诱发抑郁症。因此，科学家得出结论，抑郁症与大脑中的去甲肾上腺素减少有关，而增加大脑中去甲肾上腺素的药物可以有效治疗抑郁症。这种抑郁症的去甲肾上腺素假说经过进一步研究后发现并不完全正确，但它代表了第一个关于神经介质在抑郁症病因中作用的生物学模型，并催生了现代生物精神医学。

1912 年，朱利叶斯·阿克塞尔罗德（我们都叫他朱利）出生于纽约市下东区。他曾说过，他曾希望去纽约大学读书。但在面试时，他把休斯敦街读成了"豪斯敦"（他家附近的孩子都这么叫）。招生主任纠正了他的发音，朱利立刻明白他不会被纽约大学录取。后来，他成为 20 世纪五六十年代毕业于纽约市立大学城市学院的诺贝尔奖获得者之一。

朱利在乔治·华盛顿大学完成硕士学业后，在美国国立卫生研究院找到了一份工作，从而开始了一段对精神医学和医学的未来产生深远影响的旅程。朱利在美国国立卫生研究院中的工作广为人知。当他退休时，有几个同事获得了他的实验室使用权，但这些人拒绝使用该实验室，因为他们认为同一个实验室里不会被雷电"击中"两次，他们也想获得诺贝尔奖。我很高兴地接手了这个实验室，因为我不迷信，至少不是很迷信，也没有抱着获诺贝尔奖的目的做研究。

在朱利职业生涯的晚期，他的实验室（也就是我所在的实验室）位于临床中心的 D2 走廊。但他的大部分工作都是在 3 号楼完成的，那是一座只有一所小学大小的建筑。在接下来的 40 年里，这里也是其他 5 位诺贝尔奖得主的实验室：1959 年，阿瑟·科恩伯格（Arthur Kornberg）因揭示 DNA 和 RNA 的合成机制而获奖；1968 年，马歇尔·尼伦伯格（Marshall Nirenberg）因破解遗传密码而获奖；1972 年，克里斯·安芬森（Chris Anf insen）因探索蛋白质结构的基本原理而获奖；1985 年，迈克尔·布朗（Michael Brown）因揭示胆固醇代谢的复杂性而获奖；1997 年，斯坦利·普鲁西纳（Stanley Prusiner）因发现朊病毒而获奖。

朱利对丙咪嗪的研究始于 1964 年，在此之前，朱利已经有了几项重要的发现。在每一项发现中，他都展现出自己提出正确问题与通过简单方法解答的能力。他对合成药物如何在体内分解成更简单的化合物很感兴趣，尽管药物对于身体来说是外来杂质。他在肝脏中发现了一组酶，它们可分解当时已知的 75% 以上的合成药物。如今市场上有成千上万种新药，这些酶仍在发挥着这一作用。

朱利通过一系列简洁明了的实验发现了丙咪嗪的作用机制。如前所述，他发现丙咪嗪能迅速增加去甲肾上腺素的神经传递，而利血平作为一种经常导致抑郁的降压药，会耗尽中枢神经系统中的去甲肾上腺素。去甲肾上腺素假说由约瑟夫·席尔德克劳特（Joseph Schildkraut）和威廉·邦尼（William Bunney）于 20 世纪 60 年代末首次提出。去甲肾上腺素与抑郁综合征的许多方面有关，包括焦虑、唤醒水平、情绪记忆、应激激素分泌、食欲和睡眠，因此它自然具有导致抑郁综合征的嫌疑。由于丙咪嗪也会增加血清素的神经传递，因此血清素不足也被认为是抑郁症的另一个潜在病因。

接下来的 40 年中，几乎所有抗抑郁药物都是为影响去甲肾上腺素和血清素水平而研发的。威廉·邦尼是朱利的同事，是生物精神医学发展史上的关键人物。他带头开展了许多临床研究，最终提出了"抑郁症去甲肾上腺素假说"。邦尼在美国国立卫生研究院临床中心工作了 20 年，人们都叫他"比夫"（Biff）。他为我们理解抑郁症的临床特征和阐明抑郁症基本生物学机制的早期概念（尤其是涉及去甲肾上腺素的机制）做出了诸多贡献。正如我稍后详述的那样，比夫在评估抑郁症的多巴胺和血清素方面也发挥了重要的作用。

比夫帮助制定了一系列研究抑郁症患者去甲肾上腺素分泌的策略，他还和我的第一位导师弗雷德·古德温（Fred Goodwin）一起研究了锂剂治疗的效果。比夫和弗雷德反复发现，患者对锂剂治疗效果有积极的反应，停药后病情复发，重新开始用药后又有效果。这是首次令人信服地证实锂剂治疗是有效的。

比夫从欧柏林学院（Oberlin College）毕业后，进入宾夕法尼亚大学攻读医学学位，并被耶鲁大学录取为住院医师。但当时他犹豫了。他本打算去科罗拉多州的急诊室工作，然后在周末完成他的小说。耶鲁大学精神医学主任来信告知，比夫申请的职位已经有 131 人被拒绝了，比夫需要在 24 小时内做出决定。比夫考虑再三，觉得在精神科实习期间也许能为自己的小说创作找到好素材，于是他接受了耶鲁大学的邀请。

虽然比夫没有完成这部小说，但他爱上了住院医生的工作。他与汤姆·德特雷（Tom Detre）和丹尼·弗里德曼（Danny Freedman）等名人共事，他们都是美国精神医学的代表人物。后来，比夫去了美国国立卫生研究院，负责管理抑郁症临床研究室，在那里他接触到了最严重的重性抑郁障碍病例，其中大部分患者都有强烈的自杀倾向。他记得有一位研究对象是一名物理学家。比夫尽职尽责地按照工作人员的指示，定时在标本瓶中收集尿液，以记录患者皮质醇的分泌情况。但这位物理学家于几周后获得了一日外出的通行证，然后，他来到波托马克河，从一座约 45 米高的桥上跳了下去。桥上还留有一张纸条："请将此瓶子交还给美国国立卫生研究院的邦尼博士。"幸运的是，一个船夫看到他跳河，救了他一命。

1982 年，比夫最终离开了美国国立卫生研究院，前往加州大学欧文分校工作，该校的神经生物学系是美国最好的神经生物学系之一。比夫既是精神医学系主任，也是该系研究项目的负责人。他在那里接受了分子生物学以及抑郁症生物节律紊乱的神经生物学和分子方面的培训，职业生涯非常成功。

评估威廉抑郁症的生物学原因

我们通过注射去甲肾上腺素和测量其脑脊液（CSF）中的去甲肾上腺素来评估威廉的去甲肾上腺素功能。数据显示，威廉的去甲肾上腺素功能处于正常值上限。如前所述，去甲肾上腺素与抑郁症的许多方面相关，包括焦虑、唤醒水平、情绪记忆、食欲和睡眠。威廉脑脊液中的多巴胺水平也很低。由于多巴胺在提升预期和体验快乐的能力方面起着重要作用，因此低水平的多巴胺会引发抑郁症中快感缺失的症状（也就是快感缺失症）。威廉的血清素水平也很低，这与抑郁症患者血清素水平低的研究证据一致。血清素是抑制杏仁核、通过刺激获得快感和奖赏中枢的关键神经递质，但缺乏血清素与抑郁症并不直接相关，而且血清素缺乏导致抑郁症的前提尚未完全确定。

由于精神性抑郁症患者常常显得紧张和焦虑，我们全天候检测了威廉和其他人血液中的应激激素水平，结果发现数值持续升高，甚至在睡眠中也是如此。这一发现表明，威廉的生理异常不太可能是由于有意识地对身体失调感到苦恼所致。

精神性抑郁症患者通常会失眠，最常见的症状是凌晨醒来后难以再次入睡。我们对威廉进行了多次睡眠脑电图检查，结果一致显示其深睡期减少，总体呈现失眠的状态；同时显示出其高水平的快速眼动睡眠，这种睡眠与做梦有关。快速眼动睡眠通常发生在睡眠周期的末期，标志着人已接近清醒状态。我们都需要一定量的快速眼动睡眠，这与应激系统的活动密切相关。如果我们的睡眠时间中有过多的时间是在快速眼动状态下度过的，这就意味着应激系统被激活了。

顺便说一句，进行这些研究非常耗时，而我也亲自参与其中。我昼夜不停地负责输液、脊髓穿刺、抽血，并安排患者进行睡眠脑电图研究，我自己的睡眠节律在这样的状态下肯定受到了影响。

我们研究了威廉和许多和他一样的人在服用安慰剂、抗抑郁药物治疗期间，以及由抗抑郁药物引起的抑郁症状缓解之后的情况。我们发现，抑郁症状的缓解与去甲肾上腺素、多巴胺和血清素等化合物水平的正常化相关。此外，在抗抑郁药物缓解了抑郁症状后，几乎所有患者的应激激素分泌水平和睡眠脑电图模式都恢复了正常。

威廉是对丙咪嗪反应积极的幸运儿之一。遗憾的是，抗抑郁药物并不能立即治愈抑郁症。丙咪嗪和那个时代的所有其他标准抗抑郁药物都可以缓解抑郁症状，并且能完全或部分消除生理异常，但它们能缓解的比例不到 60%。此外，患者必须无限期地继续服用丙咪嗪或其他抗抑郁药物，才能提高病情缓解的概率。甚至许多无限期服药的患者最终也会复发。最近的一篇重要文献指出，如果在 12 个月时停止服用丙咪嗪或其他抗抑郁药物，而不是无限期地继续服用，复发率会更高。而且，这些药物也不能立即缓解症状，而是至少需要 2~3 周的时间才能发挥作用。丙咪嗪不是灵丹妙药，但它确实缓解了数百万人的抑郁症状。

质疑抑郁症的去甲肾上腺素假说

之后，我对这一假说提出了质疑，部分原因是我发现精神性抑郁症患者的血液和脑脊液中的去甲肾上腺素水平每小时都在升高。我还发现，在动物实验中，动物长期服用丙咪嗪会导致去甲肾上腺素水平明显下降。这些发现并不出人意料，因为去甲肾上腺素会产生焦虑和唤醒，而这正是精神性抑郁症的两种主要表现。我们还知道，丙咪嗪不会在提高去甲肾上腺素水平后立即改善抑郁症，而是至少需要 3~4 周的时间才能发挥作用。那么到底是怎么回事呢？去甲肾上腺素与抑郁症的关系究竟是什么？

在丙咪嗪被发现的 40 多年后，科学家逐渐意识到，抑郁症患者大脑中应激系统的许多组成部分的结构和功能经常会出现异常现象。一些区域显示出明显的神经退行性变的迹象，并且显著小于非抑郁症患者的相同区域。他们还发现，神经细胞之间的连接、突触的结构和功能，以及患者应激系统中一个专门组成部分中的新神经元的产生都存在中断或损坏的现象。大多数抗抑郁药物在 2~4 周内改善了这些异常，但不是通过去甲肾上腺素。相反，其他因素导致了上述结构和功能上的缺陷，并通过抗抑郁治疗解决了这些缺陷。

过去几年的研究发现，脑源性神经营养因子（BDNF）是一种滋养神经元的生长因子，是参与三环类药物（丙咪嗪和其他药物）和 SSRIs[①]（Selective Serotonin Reuptake Inhibitors, 选择性 5-羟色胺再摄取抑制剂，

---

① 选择性 5-羟色胺再摄取抑制剂（Selective Serotonin Reuptake Inhibitors, SSRIs) 和特异性 5-羟色胺再摄取抑制剂（Specific Serotonin Reuptake Inhibitors，SSRIs）指的是同一类药物。主要用于治疗抑郁症、焦虑症等情绪障碍，通过选择性地抑制血清素 (5-羟色胺) 的再摄取，提高大脑中血清素的水平，从而改善患者的情绪和行为症状。在描述选择性 5-羟色胺再摄取抑制剂时，通常使用的术语是 "Selective Serotonin Reuptake Inhibitors"，即 SSRIs。这个术语在医学界被广泛接受和认可，能够准确表达这类药物通过抑制 5-羟色胺再摄取来发挥其药理作用的特点。而 "Specific Serotonin Reuptake Inhibitors" 的表述可能会引起混淆，因为它暗示了某种特定的或独特的 5- 羟色胺再摄取抑制剂，但实际上并没有这样的分类或术语被广泛接受。5-羟色胺，也称作血清素，是一种化学物质，属于吲哚衍生物类别。最初在血液中被识别，因而得别名 "血清素"。该物质在大脑皮层和神经突触中较为丰富，主要功能是抑制神经传递，是一种关键的神经调节物质。在受到特定药物影响时，身体组织能够释放出 5-羟色胺。此外，5-羟色胺对于增强记忆和保护神经细胞具有积极作用，在人体衰老过程中，它还能在一定程度上预防大脑损伤，是一种对机体至关重要的物质。——译者注

如帕罗西汀、氟西汀、舍曲林）作用机制的关键分子。这两类药物在发挥作用 3 周后都会激发 BDNF 起作用。BDNF 可解决并纠正抑郁症的一系列因素，包括组织损失、突触完整性、神经元之间的相互联系、新神经元的诞生（即神经形成）等问题，并可减少神经元及其支持细胞的过早死亡。事实上，如果 BDNF 系统失活就会导致丙咪嗪和 SSRIs 的抗抑郁功效丧失。这一发现意味着我们需要构建一个新的概念模型，去解释这些过程是什么，以及它们的失调如何影响抑郁综合征——这是我研究的重要部分，也是我撰写本书的目标。

20 世纪末，我们知道标准的抗抑郁药物对某些患者有帮助，但效果并不可靠，而且无论他们服用了多久，仍会经常复发。21 世纪的议程是开发新系列的抗抑郁药物，这些药物起效更快，对超过 60% 的患者有效，副作用更少，具有长期疗效，并且所有年龄段的抑郁症患者都可以安全服用。这类药物现已被成功研发，我将在后面的章节中详细阐述。

第三章　压力和抑郁的关系

压力是我们都很熟悉的词汇和感觉，也是日常生活不可避免的一部分。但现代人在日常生活中感受的压力程度与我们祖先所经历的截然不同，尽管我们和古人的基本生理机能是相同的。这种差异会影响到我们所有人，其中一些人受到的影响更大。约有 30% 的人，其应激系统比较脆弱，对这些人来说，童年或成年期的创伤和重大应激源可能会导致抑郁症，原本正常的应激系统会出现紊乱和病理改变。

本书的主要观点是：抑郁症是一种应激反应，反映出人体的应激系统存在功能异常，甚至会对人体造成伤害。应激反应涉及大脑多个脑区并影响每个组织，可以说是影响身体的每个细胞。这有助于解释抑郁症为什么是一种全身性疾病，其严重程度几乎超过其他任何疾病。

希波克拉底曾写道，我们都被打破平衡的干扰力量所困扰。今天，我们称这些干扰力量为应激源，称这些治疗力量为适应性反应，称这些平衡为内环境的稳态。应激源是对内环境稳态的迫在眉睫的挑战。压力几乎总是伴随着高度警惕和焦虑，当压力使人极度不愉快和不可控制时，反应最强烈。与其他适应性反应（如免疫反应）一样，应激反应对生存至关重要。

抑郁是应激反应系统功能异常的主要表现。例如，当压力刺激过去后，应激反应没有恢复到以前的基线状态，而是转变为精神性抑郁症，此时健康的应激反应高度扭曲，应激系统可能会失去平衡。

让我们首先了解一个正常的应激反应。想象一下，当夜幕降临时，一小群人正在树林中徒步旅行，而一场野火正在附近迅速蔓延。徒步旅行者开始变得焦虑不安，高度警惕，集中全部精力应对威胁。他们陷入痛苦和恐惧的情绪当中，明显感到自己的生命受到了威胁。为了让他们集中注意力，应激反应会降低他们的注意力分散程度，尤其是他们无法被愉快的刺激吸引。在危险的情况下，他们不会停下来吃东西、睡觉、做爱或欣赏美景。这种应激系统固有的组成部分意味着，如果应激反应（如抑郁情境）没有得到适当的解决，我们就很难体验到快乐。

除了寻找回家的路，徒步旅行者的大脑会在复杂思考中按下暂停键。行为反应与生理反应相伴随。他们会心跳加速，血压升高，大脑中主要的应激激素——CRH 的水平会上升。然后，CRH 刺激皮质醇和去甲肾上腺素的分泌，引发炎症，并引起焦虑和谨慎的回避等多种行为。压力下的炎症反应会显著增加，以防止潜在的预期损伤。同样，凝血系统也会被激活并处于高度警惕状态，为可能发生的出血做准备。而且，他们的血糖也会升高，为紧张的大脑提供额外的能量。值得注意的是，这些行为和生理反应也会表现为心理压力，比如公开演讲。

当徒步旅行者在早上到达熟悉的地方时，他们感觉好多了，思维也更清晰。他们可以欣赏美丽的景色，他们的呼吸、心率、免疫系统、凝血和血糖水平都恢复正常。如果这些问题得不到解决，他们就会抑郁。

应激反应如何演变为痛苦和绝望的有害状态

正常的应激反应和抑郁症在许多方面彼此映射。它们各自的定义性行为特征包括恐惧、焦虑和警觉。

在压力下，高水平的焦虑会使人们做出实质性的努力，在不会干扰有效功能的前提下避免受到伤害。在精神性抑郁症中，恐惧、焦虑和警觉程度远远超过压力时，便会产生痛苦和绝望，干扰个体战胜抑郁的能力。

在压力下，当徒步旅行者面对比他们强大得多的事物时，他们的自尊水平会降低。相比而言，精神性抑郁症患者的自尊水平则会显著降低，他们常常觉得自己毫无价值。

在压力下，认知从复杂推理转向自动的本能行动，或转向先前危险情境中的有效行为。然而，精神性抑郁症患者的认知几乎被困在对自我缺陷的强迫性与沉思性的关注中。而且，他们会沉浸在面对惨淡未来可能性的想法里无法自拔。抑郁症患者经常被过去创伤的负面情绪记忆所困扰，继而产生痛苦和绝望感。

在压力下，人们体验快乐的能力有所下降，以避免对有效应对威胁情境的策略的干扰。这种体验快乐的能力的降低并不会干扰有效应对策略的使用。然而，在精神性抑郁症患者中，他们体验快乐的能力几乎完全丧失。这与他们无法享受任何事物同时又感到绝望和痛苦有关。

在压力下，人们食欲下降，选择通过增加睡眠时间来保持注意力集中，减少注意力分散。然而，精神性抑郁症患者的食欲会表现出更显著的下降，体重明显减轻，睡眠显著减少，一旦凌晨醒来，就再也无法入睡。

在压力下，我们的身体会准备好受伤，为可能的受伤而引发预期性炎症，为可能的出血而增加凝血功能。血糖水平适度上升，可以为紧张的大脑提供更多的燃料。然而，精神性抑郁症患者的身体和大脑患有明显的炎症，从而导致过早患冠心病、糖尿病、中风和骨质疏松症等相关的疾病的风险。血液中的血糖水平也会升高到可能引起组织损伤的程度，尽管仍处于正常范围内。同时，血液凝固功能会增强，以防止潜在出血风险，但也可能增加心脏事件和中风发作的倾向。

总之，正常的应激反应具有高度的适应性，而抑郁症则代表着一种扭曲的、延长的、有害的应激反应。

应激系统在大脑的什么位置？在非应激状态和实际应激反应期间，它的组成部分是如何发挥作用的？

让我们思考一下大脑中应激系统所在的部分。应激系统由 3 个主要模块组成：前额叶皮质、边缘系统和报警系统。前额叶皮质位于大脑的前部，就在我们的前额后面；边缘系统则位于大脑深处。边缘系统的 3 个关键结构是杏仁核、海马体（我称之为情绪记忆中枢）和伏隔核（我称之为快感和奖赏中枢）。而报警系统位于脑干。

在进化过程中，人类的前额叶皮质比大脑的其他部分扩大了更多的范围，并且是所有生物中最发达的。事实上，它编码了定义人类的大多数特征，包括抽象思维、个性特征、对过去的评价以及对未来的预期。它还在我们的自尊水平中发挥着重要作用。抑郁已渗透到许多有助于定义我们身份的特征中，这并非偶然。

当我们没有压力时，前额叶皮质可以协调大脑的活动，有效地调节我们的行为、思想和情感。前额叶皮质最关键的功能之一是调节一系列执行功能，这些功能包括灵活的思维、规划、有效的决策和组织。

前额叶皮质的一个特定区域，亚属前额叶皮质，调节应激系统反应的许多组成部分，我称之为控制中枢。控制中枢在抑郁症中发挥着巨大的作用，并与边缘系统的许多结构相互作用。控制中枢有助于我们估计惩罚或奖励的可能性，有助于我们评价自己，因此它对我们的自尊水平很重要。控制中枢能抑制杏仁核，防止出现令人不安的焦虑。它能启动快感和奖赏中枢，帮助提高预期和体验快乐的能力，还能抑制报警系统发出迫在眉睫的危险信号。正是控制中枢抑制了大脑应激激素 CRH 的过度分泌，以及血液中的应激激素（皮质醇、去甲肾上腺素和肾上腺素），使它们严格保持在正常范围内。CRH 还用于抑制应激反应中的食欲和睡眠，因为在危险情况下，这些因素会导致适应不良。如前所述，它还有助于调节焦虑和炎症。

正常应激反应中的行为、生理与细胞反应

当我们感到压力时，前额叶皮质对边缘系统的调节会减弱，因为大脑会过渡到更快速的反应模式。正如我提到的，边缘系统的 3 个关键结构是杏仁核、海马体和伏隔核。杏仁核对于焦虑和恐惧的有意识体验是必要的，当杏仁核被高度激活时，焦虑和恐惧会变得强烈。情绪记忆中枢根据环境存储和释放积极和消极的情感记忆。有压力的经历会给情绪记忆中枢留下印记，并改变其结构和功能。快感和奖赏中枢对于快乐的预期和体验至关重要，在非应激状态下，它有助于保持幸福感。

边缘系统与其他大脑部位的密切联系在情绪（如快乐、恐惧和愤怒）和战斗－逃跑反应中发挥着重要作用。报警系统会迅速发出紧急情况的信号。我们过去认为大脑无法制造新的神经细胞，但我们现在知道，成年人的大脑神经元可以分裂产生新的细胞，这一过程被称为神经发生。神经可塑性是神经细胞在面对复杂变化的环境时增加彼此联系的能力。神经发生和神经可塑性对于保持健康、无应激状态和有效应对应激源不断增加的需求至关重要，而在抑郁症状态中则明显受到抑制。

我们现在知道，神经元会产生一种叫作神经营养因子（Neurotrophins）的物质，这种物质就像脑细胞的补药，可以使它们保持健康，抵

抗损伤或死亡。这个家族的一个关键成员是 BDNF。BDNF 在中枢神经系统中的主要来源是情绪记忆中枢，其次是杏仁核。BDNF 对于保持健康的神经元、防止损伤或死亡、成功完成神经发生和神经可塑性，以及保持正常的应激反应至关重要。BDNF 还能在压力下支持脑细胞，对抗焦虑。

应激系统的组织会发生什么变化以维持正常的应激反应？

在徒步旅行者这个例子中，我们看到应激系统的各个组成部分会对危险情况做出反应，产生全面的应激反应。在徒步旅行者与危险擦肩而过时，控制中枢的功能会适度降低。由于杏仁核的活动增加，控制中枢对杏仁核进行了抑制，从而产生更多担忧和恐惧，这对他们的生存至关重要。控制中枢功能的适度下降也会削弱预期和体验快乐的能力，因为控制中枢会启动快感和奖赏中枢做出积极反应。这种对快感和奖赏中枢的抑制对于防止在危险情况下不必要的分心起到了重要作用。相比而言，抑郁症患者对愉快刺激的抑制性反应明显加强。抑郁症通常与快感缺失或无法体验快乐有关。当周围野火肆虐时，保持专注是一方面，无法欣赏任何令人愉快的刺激更是一个巨大的负担。这种无法体验任何快乐、幸福感或有效性的感觉干扰了抑郁症患者对抗抑郁症的能力。

同时，徒步旅行者也会体验到情绪记忆的增加，这些记忆是在以前与危险擦肩而过时形成的，有助于他们在当前情况下生存下来。此外，控制中枢抑制了报警系统，因此当控制中枢的活动减少时，徒步旅行者的报警系统会更响。徒步旅行者的报警系统位于脑干，是去甲肾上腺素合成和储存的关键部位。当报警系统大声响起时，它将阻止进食或睡觉等行为。随着火越来越逼近徒步旅行者，吃饭和睡觉不再是他们的首要任务，逃离现场才是。与压力相关的报警系统的激活会导致一种明显处于紧急情况中的感觉。由于控制中枢抑制了 CRH 和交感神经系统，当其活性适度降低时，CRH 和去甲肾上腺素分泌会增加。

应激反应时 CRH 的升高，导致每个徒步旅行者的血浆皮质醇水平升高。皮质醇对他们的应激反应至关重要：它会在压力时提高血糖水平和心肌的反应能力，并激活凝血系统。在大脑中，皮质醇刺激杏仁核，同时适度抑制控制中枢以及快感和奖赏中枢。长时间高浓度的皮质醇会导致神经退行性变。

CRH 还会刺激去甲肾上腺素，它在应激反应中发挥着与 CRH 一样重要的作用。处于应激状态时，去甲肾上腺素水平的上升是一个关键因素，这会增加焦虑和觉醒、血压、心率和炎症。去甲肾上腺素也有助于情绪记忆的储存和释放，并增加大脑的耗氧量，减少睡眠和进食倾向。

身体和大脑中炎症的增加与一种被称为细胞因子的炎症促进因子的分泌有关。细胞因子刺激白细胞和一种叫作小神经胶质细胞的特殊脑细胞释放支持炎症反应的化合物。炎症系统被激活，有些是为了在战斗或逃跑的情况下，为受伤的免疫反应做好准备。在压力下，血液凝固也会加强，这是在危险情况下防止可能出血的一种潜在手段。如前所述，这些现象也会发生在心理压力下。

在压力下，徒步旅行者的情绪处于痛苦与恐惧中，但这并没有达到足以干扰他们在正常、健康的应激反应中发挥作用的水平。他们的认知过程从复杂、有序的因果思维转变为相对本能驱动的思维，或者依赖于之前经历危险时留下的记忆。

支持应激反应的神经递质

多种神经递质也会参与应激反应，并促成其几种表现。去甲肾上腺素水平升高，引发多种效应，包括但不限于觉醒性增强和焦虑水平增加。

而多巴胺，对愉悦感经验至关重要的神经递质，其水平降低，以防止注意力分散。在应激反应中，血清素发挥着两个明确的作用。第一，抑制杏仁核的过度反应。第二，防止控制中心受到抑制，以至于无法产生正常的应激反应。这两种行为都有助于控制焦虑。

此外，神经递质谷氨酸通过影响人们的生理、思想、感觉和行为，在应激反应中起着多种作用。谷氨酸是大脑中最丰富的神经递质，参与着 50% 神经元的神经传递。谷氨酸是一种兴奋性神经递质，能刺激受其影响的神经细胞放电，尤其是编码应激反应的神经细胞。另一方面，在应激期间，γ- 氨基丁酸（gamma-aminobutyric acid, GABA) 系统的活性降低。与谷氨酸相反，GABA 是一种抑制性神经递质，能使受其影响的神经细胞处于静止状态。它是谷氨酸系统中主要的制动器。刺激 GABA 活性的药物通常被用作有效的抗焦虑剂或镇静剂。

重新关注徒步旅行者

让我们回到徒步旅行者的例子。一旦他们逃离危险，有机会从这次经历的创伤中恢复过来，他们中的大多数人就会从紧张状态过渡到能够感到安全和放松的状态。但是，其中一位徒步旅行者珍妮弗并没有以这种方式恢复过来。相反，她对野火适当的行为和生理反应不仅持续存在，而且变得更加明显、扭曲和持久。

她的焦虑和恐惧大大增加，甚至对无害的东西都非常害怕。她感到极度脆弱，自尊水平暴跌，被自己的负面想法所困扰。

像其他抑郁症患者一样，珍妮弗的注意力强烈偏向于悲伤的刺激，她无法忽视或消除这些刺激。珍妮弗有持续的反刍思维，尤其是那些提醒她自己缺点的想法。她的反刍思维与边缘系统的活动有关，边缘系统涉及回忆负面情绪记忆。珍妮弗不仅无法忘记或消除这些负面情绪记忆，在获取积极记忆方面也有很大困难。她清晰地回忆起过去的失败和尴尬，她被对自己的不满、无助和对未来的恐惧所困扰。这些情感记忆基本上是持续的，对她的抑郁情绪起着重要的作用。

珍妮弗预期或体验快乐的能力实际上已经消失了，她再也无法享受以前带给她快乐的任何事情，她陷入了快感缺失的状态。

珍妮弗的食欲明显减退。她的睡眠受到干扰，凌晨两点左右她就醒了，经常无法再次入睡。

她在应激反应期间经历的炎症明显加重，足以间接产生过早的全身性疾病以及逐步加剧的抑郁症。她的血液凝固性也比压力时显著增加，这加剧了心脏病发作和中风的隐患。她的血糖升高，如果这种情况持续下去，可能会增加患 2 型糖尿病的风险。

根据对实验动物的压力影响的大量研究，她的神经可塑性和神经发生水平很可能显著降低。此外，最近来自因自杀死亡的抑郁症患者的大脑数据显示，他们的神经可塑性和神经发生能力显著降低。

如前所述，珍妮弗的应激反应演变成一种表面上与应激反应相似，但在行为和生理上都更有害的持久状态。

珍妮弗有重性抑郁障碍家族史——她的母亲患有双相障碍；她的父亲多次重度精神性抑郁症发作；她的外祖母患有双相障碍，已经自杀身亡。压力事件过去后，珍妮弗的大脑和身体发生了什么？

精神性抑郁症患者的前额叶皮质和边缘系统

总的来说，在抑郁症发作期间，控制中枢执行多重任务的能力会显著下降。事实上，韦恩·德勒韦茨（Wayne Drevets）发现，在抑郁症发作期间，控制中枢的实际体积缩小 40%。其中，神经胶质细胞受到的影响最大。神经胶质细胞在保护神经元免受各种应激源的影响、提供免疫保护和营养方面发挥着关键作用。在抑郁症发作期间，控制中枢中的神经元不会死亡，但它们的连通性显著降低，体积缩小。珍妮弗提供了控制中枢体积明显缩小的证据。

韦恩和我经常讨论大脑结构变化在抑郁症中的作用，以及应激系统是如何导致这些异常的。韦恩在美国南方出生并长大；我也是南方人，在弗吉尼亚州的泰德沃特出生和长大，所以我们有许多共同的经历，也很喜欢讨论这些过往。他初步证实了我的预测，即那些与控制中枢体积缩小相关的抑郁症患者表现出了明显的抑郁特征。

韦恩在华盛顿大学圣路易斯分校接受了美国神经影像学主任马库斯·赖希勒（Marcus Raichle）的培训。他们发现控制中枢体积显著缩小，这需要精确了解神经成像的细微差别，否则该领域的大多数研究者都会错过这个差异。在他们进行了此项开创性工作之后，其研究结果已经被多次重复验证，这意味着控制中枢体积缩小的现象已经得到了科学界的广泛认可。

通常，控制中枢会抑制杏仁核。因此，在一个比自身应有体积小得多、功能活跃度也低很多的控制中枢的作用下，杏仁核会极度扩大和过度活跃。随着杏仁核体积增加，杏仁核的神经可塑性也大大增加，这进一步增强了杏仁核产生焦虑的能力。

珍妮弗的情绪记忆中枢的体积也明显缩小，她很容易回忆起事件发生时的恐惧和害怕。另一方面，她几乎丧失了积极情绪记忆。此外，她的快感与奖赏中枢的大小有所增加，但对愉悦刺激的反应非常迟缓。

精神性抑郁症患者的压力激素 CRH 分泌过多，引发了与压力和抑郁相关的多种行为和生理过程。另一方面，珍妮弗的血液和脑脊液中BDNF 含量很低。BDNF 对于神经发生和神经可塑性、足够的突触功能以及应激系统各组成部分之间的有效连接至关重要。

珍妮弗的身体和大脑也显示出炎症迹象。她的血液细胞因子水平非常高，血浆白介素-6（IL-6）水平全天都在升高。她脑脊液中的细胞因子水平也在升高。此外，一项旨在量化大脑炎症的 PET（正电子发射断层成像）扫描结果显示，包括控制中枢在内的前额叶皮质的多个区域以及情绪记忆中枢都有显著的炎症。可见，珍妮弗在森林里遭遇了创伤性的濒死体验后，她患上了严重的抑郁症。

精神性抑郁症的炎症研究概述

我们的进化和生物根源促成了压力、抑郁和炎症之间的密切联系。在遥远的过去，哺乳动物遇到的几乎所有的压力情况都与被猎杀或争夺配偶有关。我们的炎症系统已经准备好去预测可能的伤害和感染，并做出反应。在古代环境中，病原体暴露和随后感染的风险很高，因此，压力和危险感知之间的联系激活了炎症和凝血系统的反应。

CRH 是最有效的炎症触发因子之一，因为它参与促进大脑中肥大细胞释放参与物。肥大细胞充满对细菌和病毒具有毒性的化合物，并帮助处理受损或死亡细胞。在压力下，CRH 系统活跃还会导致皮肤等外部组织中 CRH 末端释放。这为压力导致的皮肤病（包括荨麻疹）的机制提供了一种解释。CRH 也是刺激皮质醇分泌和去甲肾上腺素释放到血液中的脑激素。高去甲肾上腺素水平还会引发炎症反应，并激活所谓的急性期应答，这是由肝脏释放炎症介质在压力下中介的激活。

女性对炎症介质的反应比男性更强烈。这可能是因为妇女在怀孕期间增强的炎症反应有助于应对感染、愈合伤口和可能的病原体暴露。另一方面，炎症也会抑制生育能力，这可能会保护妇女，以防她们在不利的环境条件下意外怀孕。

基于大量研究，我认为抑郁症中最常见的炎症形式是副炎症。这是一种低水平的持续性炎症，其表现出高水平的 C 反应蛋白（CRP），而 CRP 被广泛用作心脏疾病预测指标。抑郁症患者的 CRP 值升高。典型炎症和副炎症之间的区别在于，后者并非由于细菌、病毒或组织损伤引起，而是对基础功能如代谢、内分泌调节和交感神经系统活动等方面产生应激源所做出的反应。

副炎症优先发生在对压力的反应中，如过度进食或衰老。这些应激源在人类早期进化史中并不存在，我们对此也没有做好充分的准备。其他诱因包括人工照明造成的明-暗周期变化，以及接触加工食品或化学物质。根据我的调查和研究，我认为现代生活中人们经历的日常心理压力显著增加，尤其是社会互动方面的压力，这在早期的人类进化史中是不存在的，并且这些压力导致了副炎症反应，从而促使冠心病和抑郁症等健康问题激增。

多项研究表明，抗炎药物对于治疗抑郁有效。重性抑郁障碍患者外周血液中炎症生物标志物增加，包括炎症细胞因子，即免疫细胞产生的化合物，可激活其他免疫细胞以编码显著的炎症反应。这些外周细胞因子已被证明可以进入大脑，并由大脑自身产生。此外，脑内炎症通路的激活导致新神经元的产生数量的降低，神经可塑性的下降以及氧化应激，这破坏了神经元和神经胶质细胞 (为神经细胞提供营养和其他支持的细胞)。

小胶质细胞（microglia）是最广为人知的大脑免疫细胞。但数据表明，它们也会影响大脑发育、突触可塑性、神经发生、记忆和情绪。感染、中风、神经退行性疾病、衰老、心理或身体压力导致的小胶质细胞激活可导致抑郁症。BDNF 和抗抑郁药物抑制小胶质细胞激活以及大麻素受体、褪黑素和抑制血管紧张素系统 (血压调节的关键因素) 的药物的刺激。虽然几乎所有的细胞因子都会促进炎症，但白介素 –4（IL-4）和白介素-10（IL-10）能够阻断炎症并抑制小胶质细胞激活。米诺环素

（minocycline）和利福平（rifampicin）这两种抗生素也可抑制小胶质细胞的活性。

这种情况导致许多人表现出战斗–逃跑反应，其特征是皮质醇和其他应激激素（包括去甲肾上腺素）暂时升高，炎症增加，凝血加强。全面的促炎反应发生，通常伴随着多种细胞因子和其他一系列炎症介质的分泌激活。从本质上说，身体的免疫反应不是针对病毒、细菌或伤口，而是针对自尊受到的威胁，这是巨大心理压力的来源。

抑郁症患者的神经递质和脑激素功能

抑郁时期 CRH 的增加程度远远高于压力时期的水平。因此，皮质醇和去甲肾上腺素水平大幅上升。CRH 促进觉醒和焦虑的增加，导致杏仁核过度活跃，并对精神性抑郁症的焦虑增加产生影响。

我们发现，精神性抑郁症患者的血液和脑脊液中的去甲肾上腺素全天都在升高，远超压力下的水平。这些去甲肾上腺素的升高引起了许多反应，包括过度觉醒和焦虑。如上所述，珍妮弗的血浆和脑脊液中的去甲肾上腺素水平全天都在升高。

在抑郁期，抑郁症患者的多巴胺活性骤降，从而导致快感缺失。尽管关于血清素在抑郁症中的作用不一定明确，但血清素活性可能也存在缺乏。珍妮弗的脑脊液多巴胺水平处于正常范围较低端，并未出现明显降低；而她的血清素水平则正常。

谷氨酸是大脑中主要的兴奋性神经递质，其释放至中枢神经系统50% 的突触中。在强烈、持续或频繁发生的应激反应中，多个应激系统部位的谷氨酸水平显著增高。严重压力期间，这些部位谷氨酸活性上升可能导致神经胶质细胞死亡和神经元损伤。精神性抑郁症发病期间，大脑许多区域的谷氨酸水平实际上略有下降，这可能是因为它们在严重的应激反应中被耗尽。这也解释了抗抑郁药物的有效性与增加谷氨酸释放之间存在关联。

在严重压力下，特定脑区谷氨酸、CRH 以及去甲肾上腺素水平升高和炎症增加，同时 BDNF 水平降低，这些因素部分地导致了抑郁症患者的细胞死亡。

抑郁症患者的默认网络

抑郁症患者的默认网络参与内省、自我参照处理、思考过去和未来，并最终得出关于其自我价值的结论。在杏仁核被激活时，它可能导致患者的无价值感。该网络在患者 6 岁左右开始形成，因此童年时期的极端压力或创伤可能对一个人一生产生影响，并为多年后抑郁症的发作埋下种子。抑郁症患者的默认网络整体活动增加，其中各个区域之间的连接明显异常。考虑到杏仁核恐惧系统的参与，该网络的激活程度在一定程度上影响了个体的自我评估，从而导致其产生无价值感。

珍妮弗的 PET 扫描显示了其过度活跃的默认网络证据。

非典型抑郁症

目前为止，我主要提到了精神性抑郁症，它占据了 40% 的主要抑郁发作。精神性抑郁症似乎是抑郁症的另一种重要形式——非典型抑郁症的对立面，约 1/3 抑郁症患者受到非典型抑郁症的影响。非典型抑郁症与疲劳、睡眠、食欲和体重增加有关。非典型抑郁症患者不是被苦恼感觉和记忆所困扰，而是经常感觉与自身感受、过去和他人失去联系。因此，他们常常感到孤单和空虚。他们很少寻求建议和安慰，更多选择一个人待着。

不幸的是，人们对精神性抑郁症的了解远远超过非典型抑郁症，而且关于非典型抑郁症的生物学可靠数据相当有限。我的研究团队已经证明，非典型抑郁症与应激激素（如 CRH 和皮质醇）的减少而不是增加有关。我仍然清楚地记得我的患者瑞秋·道森（Rachel Dawson）的情况，她患有非典型抑郁症。

1981 年，瑞秋来到临床中心，在此之前抑郁症治疗对她没有任何效果，包括 3 次单独的药物试验。我在临床中心二楼的办公室里见到了她，在我的基础科学实验室旁边。我们完成上午的检查后，我坐下来与她交谈。

瑞秋已经抑郁了将近 3 年。与威廉不同，她的抑郁症并没有表现出焦虑和极度痛苦。相反，她总是感到精力不足、睡眠过多、缺乏动力，以及因食欲增加导致体重增加了 9 公斤。她说早晨应激系统被激活时，感觉会好一些；而晚上应激系统活动相对处于休眠状态时，感觉就很差。

当我询问瑞秋哪些方面最让她感到苦恼时，她回答道："最困扰我的是，我感到自己和周围的人事物都失去了联系，甚至和自己的过去也无法链接。有时，我感觉自己仿佛被关在一个透明房间里，无法接触他人，并且别人也无法接近我。与任何人的互动都会让我筋疲力尽，我已经忘了快乐是什么感觉了。"

由于重性抑郁障碍，瑞秋辞去了大学教授的工作。"教学工作给我提供了与他人接触的机会，这是我非常怀念的部分，我丧失了这种感觉。更糟糕的是，我甚至觉得和可爱的孩子之间的距离也很遥远。我知道我丈夫已经忍无可忍了，他没有明确提出离婚，但我知道他有过这个想法。我该怎么办？我觉得我活不下去了！"

我问瑞秋在那一刻她是否有自杀倾向。她告诉我她没有具体想过，但她希望自己能患上一种致命的疾病，很快就会死去。"这样就可以解决我所有的问题。"她告诉我。除了嗜睡、食欲增加和深度疲劳外，我们发现她的 CRH 和皮质醇水平非常低 (皮质醇水平低与炎症有关，因为皮质醇抑制炎症)。看来瑞秋有一些活动性炎症的迹象。

瑞秋是家中 3 个孩子中的老大。她的父母都是医生。瑞秋 4 岁时，妈妈生了弟弟，他患有自闭症，成了父母关注的焦点。弟弟有许多异常行为，但父母决定把他留在家里养育。

瑞秋回忆说，弟弟出生后，她再也没有见过父母开心。她感到无助，因为她无法让他们高兴起来，而且她感到被忽视了。瑞秋小心翼翼地避免给父母带去任何痛苦，也不会向他们倾诉自己的烦恼。她尽可能一切靠自己，她无法在需要时向朋友或亲戚求助。她很少带朋友回家，因为家里经常被患有自闭症的弟弟扰乱。她觉得自己找不到一个安全的地方来安慰自己。在童年和青春期的大部分时间里，她都感到悲伤，但她不记得有过类似于目前抑郁发作的情况。

瑞秋觉得，她抑郁的诱因是没能为自己写的书找到出版商。在某种程度上，她感到被忽视、被抛弃，与她在成长过程中的感受很相似，那种感觉从未真正离开过。

在百忧解（盐酸氟西汀）上市的 4 年前，我们决定用一种实验性的 SSRIs——齐美利定（zimelidine）为瑞秋展开治疗。这是一种双盲交叉实验。她首先服用了活性化合物，并且在开始使用齐美利定 3 周后，她的病情出现明显的缓解。但是，在瑞秋开始服用齐美利定后，由于副作用太明显，齐美利定不得不退出市场。我们又给她换了一种单胺氧化酶抑制剂（MAOI），她对此也有反应。单胺氧化酶抑制剂是一种强效的抗抑郁药物，将在下一章中详细介绍。

与精神性抑郁症相比，非典型抑郁症发病更早，而且往往是慢性的。非典型抑郁症患者的儿童和青少年创伤发生率明显高于精神性抑郁症患者，这可能在一定程度解释了为何他们感觉自己与身体分离。

著名的发展心理学家勒内·斯皮茨曾对孤儿院中得不到适当关爱的婴

儿进行过研究。起初，大多数婴儿会痛苦地哭上几个小时，直到有人来照顾他们。随后，他们完全停止了哭泣，即使他们被单独留下或已经几个小时没有进食。此外，他们对周围的环境失去了明显的兴趣。这就好像他们早期被剥夺关注的创伤导致了他们的应激反应和情感存在虚拟切断，以保护自己免受极大的苦楚。随后对离开母亲由同伴抚养的非人类灵长类动物的研究也显示了类似的行为退缩的反应。这些灵长类动物被从母亲身边带走，由同伴抚养长大，它们的皮质醇水平也很低。这可能代表了非常严重的非典型抑郁症。

虽然精神性抑郁症似乎与锁定在"激活"状态的应激系统有关，但非典型抑郁症与锁定在"关闭"状态的应激系统有关。不同类型的抑郁症对应不同的治疗方法，对此我们将进一步研究。大量数据证实，在药物治疗辅以心理治疗时，非典型抑郁症的治疗明显更有效。

压力一直是人类经历的一个基本部分，无论是在大草原上逃离捕食者，还是在一群杰出的专家面前准备发表主题演讲，压力都会出现。如何处理对压力的反应，有助于确定压力对我们长期影响的程度，我们能否从压力事件中完全恢复，以及它是否渗透到我们的生活中甚至转化为抑郁症。无论导致抑郁症的潜在原因或触发因素是什么，心理治疗都是治疗方案的一个重要组成部分，我认为这是从任何类型的抑郁症（无论是否由压力引起）中完全和持久恢复所必需的。对重性抑郁障碍最有效的治疗是谈话疗法和药物疗法相结合。

下面我想介绍一些在过去 50 年中我们赖以使用的第一代抗抑郁药物。

第四章　第一代抗抑郁药物的美丽新世界

（1960—2010）

　　判断哪种药物对特定患者及其独特情况最有效，就像试图解码加密信息一样。埃伦·詹金斯无疑就是这种情况。我第一次见到埃伦是在 2005 年，当时她来到美国国立卫生研究院临床中心接受治疗，此前她长期患有重性抑郁障碍，而且经常伴有严重的自杀倾向。埃伦很幸运，她已经有了一位出色的治疗师，他们每周见 3 次面。几年来，这位治疗师一直是她的救生索。她尝试过许多不同的抗抑郁药物，但都没有效果，这并不令人惊讶。

　　和许多抑郁症患者一样，埃伦的病史反映出她遭受过严重的心理创伤，这很可能是她患病的诱因。埃伦 15 岁时，她的哥哥胁迫她进行乱伦。虽然一开始这是非自愿的，但就像许多此类案件一样，随着时间的推移，同意和共谋之间的界限对埃伦来说变得模糊起来，以至于她觉得自己应该对此负责。她被侵犯了 3 年后，她的哥哥自杀身亡。

　　埃伦因此伤心欲绝，她认为自己有可能是导致他死亡的原因，并因此感到内疚；同时，她也对这种乱伦关系感到内疚。治疗师一直在努力帮助埃伦理解这一切的意义，但创伤太过深重，以至于她需要更多时间来原谅自己，重拾自尊。

埃伦患有严重的非典型抑郁症。她夜间睡眠时间长达 14 个小时，白天明显感到疲劳，食欲增加。她觉得自己和其他人都很疏远，并感到极度孤独和被遗弃。她完全失去了预期或体验快乐的能力，也完全丧失了情感。她试图用自缢的方式结束生命，就像她哥哥那样。

当埃伦来到美国国立卫生研究院时，她已经 24 岁了，且具有强烈的自杀倾向，因此她被安排接受 24 小时一对一的监护。然而，随着她对我的了解，并与护理人员建立了信任的关系后，在她开始观察到其他重性抑郁障碍患者大都能康复时，她的自杀倾向也逐渐减弱。17 天后，她不再需要一对一的监护。

我每周与埃伦见 3 次面。在此期间，我对她有了足够的了解，也让她觉得自己能够被他人理解。这是一个挑战，在很大程度上是因为我是一位男性，一个有权威的人。在过去，家中的男性权威人士曾侵犯过她。然而，我们克服了这一困难。我们在她与常规治疗师已经完成的工作基础上继续努力，这样就可以帮助她继续深入了解目前的困境。

我曾尝试用精神类药物治疗，但以失败告终。考虑到她抑郁症的严重程度，我们决定用单胺氧化酶抑制剂反苯环丙胺（Parnate）来治疗。反苯环丙胺比其他传统抗抑郁药物更有效，但会产生危险的副作用。如果服用反苯环丙胺的人摄入了任何含有酪胺（tyramine）的食物（如陈年奶酪、肉类、腌鲱鱼等），他们的血压就会急剧升高，甚至达到潜在的危险水平。我们以双盲安慰剂对照的方式考察反苯环丙胺的效果，同时密切监测埃伦的情况，尤其是对她的血压和饮食进行细致的监测。

近 30 天来，埃伦没有任何反应。我们希望她首先服用的是安慰剂，但我们无从得知。这就是双盲安慰剂对照试验的本质。无论是我还是给她评定抑郁程度的护士，都不知道埃伦服用的是反苯环丙胺还是安慰剂。如果埃伦先服用安慰剂，她将连续服用 21 天，然后再换成单胺氧化酶抑制剂。这就意味着，直到第 30 天，她只服用了 9 天的反苯环丙胺。我们担心她是先服用了单胺氧化酶抑制剂，除了电休克治疗（我将在第 13 章中介绍）外，几乎没有其他办法来缓解她的抑郁。

然而，在第 34 天，埃伦开始出现了一些微妙的反应。她的睡眠有所改善，从每晚 14 小时减少到 11 小时。在接下来的几天里，她的睡眠完全恢复正常。她的食欲也有所减退，开始注意周围的环境，并能感受到它们是令人愉快的。她似乎不再那么意志消沉，增加了与自己和他人保持联系的频率，但仍然对自己与哥哥的关系以及哥哥的自杀深感不安。

我们在瑞秋身上研究了一些我们同样在威廉身上研究过的生物标记。她的脑脊液去甲肾上腺素水平和 CRH 功能都很低，她的皮质醇水平明显低于对照组。她的睡眠脑电图研究显示她睡眠过度，深睡眠和快速眼动睡眠减少。

总的来说，威廉表现出许多应激系统病态激活的特征，这是精神性抑郁症的特征；而埃伦则表现出处于或低于正常范围的应激系统迟缓的迹象，这是非典型抑郁症的特征。她的甲状腺功能也处于正常值偏低的范围。由于甲状腺功能减退症（简称甲减）容易导致抑郁症，我们给她服用了小剂量的甲状腺激素，使她的甲状腺功能达到正常范围。正如预期的那样，她的睡眠脑电图显示她睡眠过多，但深睡眠减少，她的快速眼动活动也减少了。成功的单胺氧化酶抑制剂治疗逆转了这些异常现象。

在重性抑郁障碍显著好转的一个月后，埃伦在服用了单胺氧化酶抑制剂并将甲状腺激素水平调整到正常范围的中间值后出院了。我们都知道她还有很长的路要走，但我相信，随着时间的推移，通过成熟的心理治疗和有效的抗抑郁治疗，她一定能有效重建自己的生活。

第一代抗抑郁药物的简要概述

20 世纪 60 年代到 21 世纪初上市的抗抑郁药物，代表了第一代抗抑郁药物，其中大多数药物是为了安全地改变患者大脑中去甲肾上腺素和血清素的水平。因此，尽管大多数药物都被称为去甲肾上腺素或血清素摄取抑制剂或这两种神经递质的摄取抑制剂，但我曾指出，它们似乎都依赖于增强 BDNF 的可用性或作用的能力。由于人们最近才了解到它们对 BDNF 的影响是疗效的必要条件，大多数从业者仍将它们的主要作用模式归结为去甲肾上腺素、血清素或多巴胺的摄取抑制剂。我想指出的是，尽管它们并不是抗抑郁药物疗效的主要中介介质，但这些神经递质可能在抑郁症的病理生理学及其对治疗的反应中发挥作用。

丙咪嗪和其他三环类抗抑郁药物

丙咪嗪是一种三环类抗抑郁药物，其他三环类抗抑郁药物包括地昔帕明 (Norpramin) 和阿米替林（Elavil）。后者在结构上非常相似，与丙咪嗪一样有效，但效果不如丙咪嗪：丙咪嗪对患者抑郁的缓解率不足 60%，其他三环类抗抑郁药物的疗效也没有更好。这些药物的副作用各有不同：阿米替林有很强的镇静作用，会导致口干，少数患者还会出现尿滞留等症状；丙咪嗪的镇静作用效果较弱，口干现象较少，引起尿滞留的可能性也较低；而地昔帕明相对来说没有镇静作用，几乎不会引起口干和尿滞留。我们现在知道，与非典型抑郁症相比，丙咪嗪和其他三环类抗抑郁药物对治疗精神性抑郁症效果更好。在非典型抑郁症中，丙咪嗪和其他三环类抗抑郁药物仅能使 10% 的患者病情缓解。三环类抗抑郁药物对心脏有影响，如增加脉搏和血压，因此有可能增加严重心脏病患者充血性心力衰竭的风险，还可能导致心律失常。

选择性 5- 羟色胺再摄取抑制剂

与三环类抗抑郁药物相比，SSRIs 的副作用通常较小，它们会影响血清素的神经传递，但不会影响去甲肾上腺素或多巴胺的神经传递。它们不会对心脏产生不良影响，因此老年人可以放心服用，即使过量服用也不会致命。不过，它们会导致性功能障碍和适度的体重增加。与三环类抗抑郁药物一样，它们的缓解率只有 50% 至 60%。目前有多种 SSRIs 可供选择。每种抗抑郁药物都有其优点和缺点。

20 世纪 80 年代初，我们对第一种 SSRIs 药物齐美利定进行了临床试验。虽然我们的早期经验发现它是一种有效的抗抑郁药物，但不幸的是，它有严重的副作用，不得不退出市场。下一种 SSRI 药物百忧解（Prozac）直到 20 世纪 80 年代末才被开发出来。与丙咪嗪一样，它的有效率只有 50% 至 60%。其他 SSRIs 包括左洛复（Zoloft）、帕罗西汀（Paxil）、依地普仑（Cipralex）、喜普妙（Cipramil）和来士普（Lexapro）。这些都是 SSRIs 药物，如果患者对其中一种药物没有反应，她可能会对另一种药物有反应。

SSRIs 可有效治疗精神性抑郁症和非典型抑郁症，但在治疗非典型抑郁症方面不如单胺氧化酶抑制剂有效。

维拉佐酮（Viibryd）是另一种具有 SSRIs 特性的药物，它同时刺激血清素受体，类似于抗焦虑药物丁螺环酮（Buspar）。因此，维拉佐酮具有抗焦虑作用，除抑郁症外，还适用于治疗广泛性焦虑症。但它的有效率仍然只有 50% 至 60%。

一种较新的抗抑郁药物沃替西汀（Trintellix）是多模式抗抑郁药物，它的独特之处在于能影响多种神经递质，并对抑郁症的认知症状有帮助。它主要的副作用是会引起肠胃不适。对某些人来说，与其他 SSRIs 相比，它引起性功能障碍的可能性较小。

最近的数据表明，即使神经元中血清素系统的关键成分失活，SSRIs仍然有效。因此，它们的抗抑郁功效并不取决于对血清素系统的影响，而是像三环类抗抑郁药物一样，取决于BDNF的水平和作用。

稍后，我将回顾一些数据，这些数据表明新一代抗抑郁药物能迅速缓解抑郁症，通常在24小时内就能生效，而且在促进BDNF释放和作用方面具有更强大的效用，同时还具有使其异常有效的其他特性。在本书的后半部分，我将在单独一章中回顾这些药物及其作用机制。

其他类药物

除了SSRIs之外，还有一些药物可以同时阻断血清素和去甲肾上腺素的再摄取，它们被称为选择性5-羟色胺和去甲肾上腺素再摄取抑制剂（SNRIs）。度洛西汀（Cymbalta，欣百达）就是这样一种药物。它对治疗精神性抑郁症和非典型抑郁症都有效，但在治疗非典型抑郁症方面不如单胺氧化酶抑制剂。它具有独特的镇痛特性，能有效改善我们所说的神经病理性疼痛，这种疼痛的根源在于神经本身。因服用抗癌药物或患有糖尿病而引起神经病变的患者在服用度洛西汀后，疼痛会明显减轻。度洛西汀对以弥漫性疼痛和疲劳为特征的纤维肌痛综合征也有一定疗效。

多巴胺是一种神经递质，对体验快乐至关重要。激活大脑中的多巴胺系统有助于对抗抑郁症。目前只有一种抗抑郁药物能激活多巴胺系统：安非他酮（Wellbutrin）。与其他类抗抑郁药物相比，安非他酮几乎没有性方面的副作用，也不会导致体重增加。服用这种药的人通常会精力充沛，而且它对一些注意力缺陷障碍患者也有疗效。同样，它对抑郁症的有效率仅为50%至60%。

米氮平（Remeron，瑞美隆）是一种同时影响去甲肾上腺素和血清素系统的药物，它不是摄取抑制剂，而是多种受体的复合阻断剂。这种药物非常适合体重大幅下降和严重失眠的患者使用，因为它能大幅增加食欲并促进睡眠。这对许多患者来说可能是一个不利因素，因为米氮平是一种非常有效的抗抑郁药物，大约 75% 的情况都能使病情得到缓解。

第一代抗抑郁药物无论如何都不是完美无缺的，但它们无疑为一些抑郁症患者的治疗提供了有益的选择，并改善了半数以上服用者的抑郁状况。因此，它们是重要的药物，具有显著疗效。尽管有其局限性，但它们已经彻底改变了抑郁症的治疗。如果结合心理治疗，疗效会更好。令人担忧的是，大多数本可以服用抗抑郁药物的抑郁症患者却没有得到治疗。

第五章　抑郁症治疗的艺术

　　解决导致抑郁症的潜在生物学因素非常重要。我深信心理治疗是应对抑郁症产生的环境因素（如人际冲突或创伤事件）所采用的一种有意义且重要的方法。

　　以往研究普遍发现，将药物治疗与认知行为疗法（cognitive behavioral therapy, CBT）或心理动力学疗法（psychodynamically oriented therapy）相结合，比单独使用药物或认知行为疗法或心理动力学疗法的效果更好。认知行为疗法主要研究人们的想法（尤其是消极的想法），以及这些想法是如何导致抑郁的，如何转变这些想法来帮助患者治疗抑郁症。我更倾向于心理动力学疗法，因为这种疗法会分析患者过往经历与人际关系是如何影响他们的情绪和感受，以及这些情绪和感受如何在其成年生活中反复出现，从而使患者产生无价值感，害怕被抛弃，进而陷入抑郁情绪。抑郁症患者通常认为，生活中的所有不幸都是他们自身造成的，他们感到羞耻，他们不会认为不幸是日常生活的一部分。因此，他们无法为失去感到悲伤，也无法向前看。他们的心理防御并不能保护自己，反而会使自己变得更加贫乏。

像抑郁症和冠心病这样复杂的疾病，是遗传基因易感性与环境因素相互作用的结果。以冠心病为例，冠心病的致病环境包括吸烟、过度肥胖、饮食不健康和缺乏锻炼。就抑郁症而言，童年被父母忽视，或失去父母，或父母过于无情严苛，性创伤、身体创伤、贫困都属于诱发环境。无论是哪种情况，改变诱发环境都可以降低抑郁症的易感性。

本书的一个主要假设是，抑郁症的发生与个体的应激系统异常密切相关。由于压力体验会在我们应激系统的情绪记忆中留下烙印，并改变其功能和结构，因此压力体验的负担会影响我们对抑郁症的易感性。心理治疗是我们解决这些情绪记忆及其对情绪和行为影响的最佳策略。如果这些问题没有得到解决，它们很可能会掩盖像威廉这样的患者在试用丙咪嗪期间所体会到的积极反应。

我有幸在马萨诸塞州精神卫生中心接受精神医学培训，该中心与哈佛大学医学院关系密切。它以前的名字是"波士顿精神病医院"，经常被称为"精神病院"或"麻省精神病院"。这所医院对我们试图帮助的患者抱有深深的尊重和同情。当时，麻省精神病院提供了一个非同寻常的心理治疗培训项目，200 名住院患者和 1000 名门诊患者被选中，因为他们有从心理治疗中受益的可能性。医院每年从数百名申请者中挑选出 25 名住院医师，给他们机会去体验与数量有限的患者进行密集的工作。我们有幸与经验丰富、技术娴熟的临床医生一起，每天参加 60 分钟的教学会议，每周进行 8~9 个小时的单独辅导。在 3 年内，我们经常每周与患者见面两三个小时，有时甚至更久。

尽管我们接受过各种培训，掌握了各种专业知识，但我们仍面临着艰巨的任务：帮助生活支离破碎的人重新与自己和世界进行有意义的接触。当时，还没有充分的证据、可靠的药物或高效的程序能让我们的患者迅速好转，而且当时我们对心理治疗的理论机制几乎一无所知，所以工作进展十分缓慢。

该计划的核心人物是埃尔文·塞姆拉德博士（Dr. Elvin Semrad），出生于内布拉斯加州的一个农场，他充满爱心，眼神忧郁。塞姆拉德博士是一位天才，他善于将复杂的概念浓缩成通俗易懂的课程。这种学习不是理论性的。患者也是我们的导师，因为他们允许我们成为他们生活中有意义的一部分。我们的任务是深入了解他们和他们的痛苦，建立情感纽带，揭开阻止他们做回真实自己的层层障碍。塞姆拉德极具同理心，在这些任务中提供了巨大的帮助。

我第一次见到塞姆拉德是在培训项目的入学面试中。一开始，他让我描述自己遇过的最困难的情况。我告诉他，我爱上了一位与我信仰不同的女孩，这让我的家人非常难过。他看着我，露出悲伤的笑容，说："你一定非常爱她。"听到这句话，我泪流满面，我向他讲述了更多的故事。这段经历和塞姆拉德对我的回应，让我坚定了自己应该走精神医学研究之路。

塞姆拉德是麻省精神病院的培训主任。我们第一年的培训是在住院部进行的，在这一年中接诊的任何患者都会在我们3年培训的剩余时间里继续接受治疗。塞姆拉德认为，若要成为治疗师，我们需要完善和提升自身的能力，帮助患者在与治疗师面对面的接触中，了解和交流他们的痛苦。患者通常不愿意这样做，因为这会追溯到他们早年的经历，他们多年来把困扰自己的感受藏在心里，从而遭到拒绝、惩罚或抛弃。我们需要向患者证明，我们有足够的耐心和毅力在他们感到悲伤、愤怒和害怕被抛弃时，陪伴他们。在短期内，这意味着我们不能通过转移话题，插入简短无关的评论或花言巧语的安慰来应付他们。从长远来看，这意味着我们不能对患者发出不感兴趣、沮丧或恐惧的非语言信号。因此，我在麻省精神病院的大部分培训都集中在学习应对患者在面对恐惧、失落和失望时的心理策略——这些都是影响大脑应激反应系统的关键心理因素。

为什么患者能够在我们面前重新体验这些感受并且从中受益呢？因

为之前他们回避了感受的来源和意义，导致他们错失了为人生际遇感到悲伤的机会。哀伤必须在意识到自己有所失去的情况下进行，而向一个能够理解自己的人表达痛苦则会促进了哀悼的体验，因为他可以见证痛苦的折磨。未经哀伤的失去是巨大压力的来源。通过反复回忆深埋心底的感受，并从多个角度审视这些感受，患者可以从沉睡中苏醒过来，做回真实的自己。塞姆拉德的一句话让我终生难忘："忘记的最好方法就是记住。"通过回忆被压抑的东西，患者有机会开始处理隐藏在内心的悲伤和失落，这些悲伤和失落给他们造成了巨大的压力和难以言表的痛苦。我的患者威廉一生都在努力不去回忆悲伤的过往。

在多年的培训过程中，我逐渐意识到，如果我们的患者或我们中的任何一个人将自己与自己的感受隔离开，包括对生活中的重大失去感到悲伤和悔恨，那么我们将付出巨大的代价。生活中最大的压力之一，就是不了解自己和帮助定义我们身份的感受。将这种感觉束之高阁，会让我们无法面对生活中不可避免的痛苦，以及与悲伤做斗争的治愈过程，也无法通过承认和哀悼所失去的一切来消除悲伤。

也许出于多种原因，许多患者只是朦胧地意识到了这些感受。有些人可能没有父母的支持来帮助他们面对悲伤、努力接受丧失，从而消除其中的一些悲伤。还有一些人可能天生就对失去和悲伤的经历反应强烈，以至于他们认为自己根本无法承受这些经历所产生的失去和悲伤。我们发现，我们的患者，尤其是那些不堪重负而被送进精神病院的患者，都在极力压抑悲伤。许多人不知道如何面对悲伤，当悲伤爆发时，他们会不知所措。还有一些心理防御能力较强的人，会以避免悲伤情绪为目的来安排自己的生活。例如，我们都知道，有些人在经历了失恋的痛苦后，再也不会冒险去感受难以承受的悲伤。通常情况下，许多人最终会独自生活；一些人则完全沉浸在工作中，或通过滥用药物等危险行为来逃避感情；还有些人则退缩到一种情感迟钝的状态，他们不忠于自己，也不忠于自己的感情，他们的生活因此而变得贫乏。同时我们的社会文化也不鼓励人们过于表现自己的悲伤，认为这在过去和现在都对我们没有帮助。

抑郁症患者长期难以表达愤怒，于是他们更容易将痛苦归咎于自己。当他们发现这种情况并寻找原因时，我们会发现患者会期望自己的愤怒伤害到别人，或者引发仇恨、抛弃，或者两者兼而有之。他们要为有意识或无意识地将愤怒排除在生活之外付出高昂的代价。在面对任何激怒他们或对他们不友好的人时，他们会变得无能为力。他们不能随时守护自己的最大利益，也不能帮助朋友。实际上，他们根本无法忠于自己，这就好像他们真的把自己的一部分切断了。在任何冲突或斗争中，他们常常感到无能为力，这让他们感到软弱和无助。希望在医院这个相对安全的环境中，我们的患者能够认识到，他们不会因为表达自己的愤怒而受到惩罚或抛弃。他们可以认识到，愤怒不会摧毁美好情绪，两者可以共存。

难以处理愤怒的患者经常会采取一些策略来否认或屏蔽自己的自信与竞争力。他们会拖延时间，避免表现自己对重要概念的掌握，回避任何对抗或激烈的分歧。这些防御措施的目的与抵御愤怒的目的较为相似：避免仇恨和被抛弃。在这种情况下，对他人的嫉妒将成为一种有可能伤害他们的工具。

我们都认识一些非常有才华却一事无成的人，他们好像在对我们说："别担心我，我不会构成威胁。"他们采取不同的形式来掩盖自己的竞争力。有些人甚至从不参与竞争，而是尽量躲在幕后；还有一些人可能看上去没有那么能干，或者在快要赢得比赛时就放弃了。他们的真实自我再一次被埋没在自我保护的重压之下。这些自我保护的努力实际上严重伤害了他们。

塞姆拉德要求我们以这种方式进行治疗："你拥有的唯一真相就是你

的患者。此外，唯一干扰真相的就是你自己的感知。你可能想回避，不去观察需要观察的东西，这主要是因为它会唤起你的感知，而这种感知又是如此麻烦，以至于你放弃了观察。克服回避行为的唯一方法就是感受。这个技巧就是谈论情绪，让患者知道他有情绪。你要陪着他，即使你几乎无法忍受你听到的痛苦。"塞姆拉德将这种能力提升到了神圣义务的高度。

我们还了解到，帮助患者减轻因感到自己不完美而产生的羞耻感至关重要。完美主义极大地阻碍了患者完成任务。患者因为抑郁而感到羞耻，他们认为如果自己变得完美，就可以避免这种状态。他们形成了这样一种信念——如果你不完美，你就一文不值。因此，他们因自己的抑郁而感到羞耻。

除了因为抑郁症本身感到羞耻外，许多患者在经历失去或失望时也会有这种感觉。重要的是，我们要树立这样的观点，即失去是生活的日常部分。如果接受了这一点，我们就能更好地为失去而悲伤，而不是感到羞愧。承受失去和失望的能力对于拥有不被抑郁所困扰的生活至关重要。失去是不可避免的，不能为失去而悲伤则是一种缺陷。

我的一个明确目标就是帮助患者提高承受失望的能力，让他们不会对此感到绝望或羞愧。此外，完美主义是干扰我们表达悲伤、痛苦和愤怒的重要因素，完美主义很难让我们从过去的错误中吸取教训。完美主义者常常因自己的无知而感到羞愧，因此变得小心谨慎，甚至不敢去问简单的问题，因为他觉得自己应该掌握这些问题的答案。因此，完美主义者很少是生活中的好学生。完美主义还阻碍了他们承认错误和从错误中学习的机会。当然，我们只有敢于承认错误，才能从错误中学习。

一个人变成完美主义者的途径多种多样，一个常见的途径是来自父母的冷漠或敌意。年幼的孩子不可能对自己说："我的父母家庭负担很重，所以他们才不在我身边，并且对我这么苛刻。"相反，他会潜移默化地得出结论："只有我变得更有吸引力或真的很完美，才能赢得他们的青睐。"

当一些患者表达出对我们的关心时，塞姆拉德和其他人试图帮助我们保持镇定。他发现这些表达至关重要，因为它能够帮助患者理解此时此刻强烈的情感是如何影响他们的。患者经常会对我们产生爱意，并期望我们会认为他们敢于爱上一个如此"高尚"的人是非常荒谬的。塞姆拉德问道："如果你不允许患者爱你，你将如何让他们重获新生？这份爱并不会真正使患者重获新生。没有什么是被严格规定的，但是谈论爱意味着什么，帮助患者接受爱所带来的只可意会不可言传的悲伤，这才是关键。患者要学会体验并接受最悲伤的事情，就是他的生活中没有人来爱他。"

虽然我们非常钦佩塞姆拉德，但我们并没有把他理想化。塞姆拉德也难免有令人尴尬的失误。他是 20 世纪五六十年代的人，那时的医学基本上还是由男性主导，这一点毋庸置疑。我在杜克大学医学院时，全班 70 多人中只有 3 名女生，而在麻省精神病院的 25 名住院医师中，也只有 4 名女住院医师。我记得有一次，一位入职 3 年的女住院医师给她治疗过的一位患者做了一场出色的演讲（尽管患者并不在房间里）。我认为她在演讲中表现出了高超的技巧和成熟的心态。塞姆拉德问她担任患者的治疗师有多久了。"3 年"，她说。"3 年"，塞姆拉德反驳道，"在我像你这么大时，这是闻所未闻的。我们不到一年就完成了自己的分析，我只用了 11 个半月！"她镇定地说："在我看来，塞姆拉德博士，你至少还可以再用两三周的时间。"

心理科的住院医师结下了深厚的友谊，我们经常互相介绍自己的患者，彼此交流学习。在实习期即将结束时，让我们感到遗憾的是，我们可能再也无法拥有如此集中的学习经历和成长期了。实习期间，我们每个人都与自己的患者在一起，有时一周内要为他们进行 3~4 次的心理治疗。

我们都没有准备好去想象世界上存在着如此悲伤和绝望的人与事，甚至超出了我在波士顿市立医院实习时的所见所闻。

我记得我们失去的一位患者，我一直觉得他本应该从抑郁症中活下来。他是耶鲁大学的一名18岁新生，患有双相障碍。在严重抑郁的状态下，他曾试图自杀。在医院住了六七周后，他的情况似乎有所好转，主治医生让他周末出院。我在他出院时碰到了他，礼貌地询问了他周末的计划。他告诉我，他最期待的是当晚去看《拉曼恰的男人》。他喜欢《拉曼恰的男人》的主题，梦想不可能实现的梦想，并努力地找寻它。那天晚上，我们服务的所有住院医师都接到了电话，通知我们他因过量服药自杀。

在他离开医院自杀前，在我与他偶然的短暂会面中，我无法解读他向我讲述的他的曲折困境。他实际上在间接告诉我，他正在追求一个不可能实现的梦想；除非实现了这个梦想，否则他就无法想象自己该如何活下去。因此，他认为真实的自己和理想中完美的自己之间存在巨大的差距，这种差距很好地说明了他抑郁症的严重程度和他的脆弱性。40年后的今天，尽管我不是他的医生，但我仍热切地希望当时能和他坐在一起，让他告诉我更多关于自己不可能实现的梦想，是什么让他如此着迷，以及当他对实现梦想感到绝望的感受。那天晚上，我可以阻止他的离开，直到能够更加深入地了解他的想法。后来，我对任何有关"实现不可能的梦想"和"克服不可能的困难"这样的说法都加以回避。我的同事表示反对，他们认为我们绝不应该阻止别人拥有梦想；相反，我们应该强调的是，这种梦想需要高度发展的能力，能够在失望中不感到羞愧和绝望。我欣赏并完全赞同这一建议。

回顾我在精神卫生中心度过的3年时光，我采取了多种方法，让自己成为一个能够更好地帮助患者变得更真实、更有生命力的人。我分担了患者面临的诸多任务和挑战；我也要更充分地认识到自己的悲伤，不能让患者巨大的悲伤压垮我，或者让我从另一个角度看待悲伤。我必须更加熟悉和适应自己的愤怒，绝不能阻止患者对我表达愤怒。在某些方面，我需要以身作则，告诉他们恨和爱往往是共存的，而且其中一方不会摧毁另一方。我必须克服自己对竞争的恐惧，鼓励患者不要在挑战面前退缩。最重要的是，我必须克服自己的完美主义。

治疗患者的缓慢节奏让我灰心丧气。在波士顿市立医院的医学实习期结束后，我发现进展慢尤其让我沮丧，因为这里的工作进展太快了。在心理科实习一个月后，牙医对一颗令我疼痛难忍的牙齿进行了根管治疗，术后几乎立即缓解了我的疼痛。我记得我当时在想："我的天，我当年为什么不选择当牙医呢？！"

我还在一些其他方面与不完美做斗争。我难免会说错话，过于尖锐的自我批评会让我时不时意志消沉。我必须更好地理解，从本质上讲，生活中许多最重要的事都是模棱两可的。早些年，当我无法为患者的问题或困境找到明确的解决方案时，我就会深感不足。在学习过程中，我总是会遇到一些根本无法理解的材料，有时，我也会因为工作中不可避免的部分而感到过分苦恼。我不可能帮助到每一个患者，也不应该因为失败而谴责自己。为了有效地向导师学习，我必须不羞愧、不愤怒地接受批评，并将他人的不同意见视为分析现象的另一种方法。这种交流能促进成长，但完美主义会妨碍我们在扩大知识和范围方面的进步。

受到他人的喜欢对我来说一直很重要。在我职业生涯的早期，我小心翼翼地避免可能会引起愤怒或反对的对抗。我希望我的患者也喜欢我。事实证明，这是一个障碍，因为这使他们失去了向我表达愤怒的机会。我需要让他们了解到，愤怒并不会破坏我们之间的关系；相反，愤怒是交流中的一个普通部分，我会容忍他们的愤怒。在早期的治疗工作中，我倾向于安抚患者，尽量减少他们的痛苦，但我不知道这样做会让他们独自承受痛苦。起初，我常常在彻底了解患者之前就急于开药，试图以此来快速减轻他们的痛苦。但如果我对患者有更深入的了解，我可能会做出更好的用药选择。最初，我很难设定限制，这让许多患者感到不安，因为他们需要有条理的生活；而且，没有将某些行为控制内化，这给他们的人际关系和工作带来了困难。要想成为一名有效的治疗师，我还有很多工作要做。

在变得更有能力处理悲伤、愤怒、竞争和完美主义的过程中，我必须努力解决与患者同样的问题。在这一过程中，我了解到，我们拥有许多共同的特质，我们之间的差异是微妙的。我们是在一起的。

在实习期间和实习结束后的 6 年里，我每周接受 4 次心理治疗，治疗师是一位资深的精神分析师。心理治疗对我的帮助是无法估量的，它让我能够自由地表达自己的观点，消除不切实际的负罪感，调节我的完美主义，让我对自己有合理的期望。它提高了我与亲友放松和享受的能力，减少了我对工作的过度痴迷。与此同时，我的工作也得到了改善，因为我不再被内心的冲突所困扰，更有能力坚定地向前迈进。随着治疗的深入，我成长为一名更好的心理治疗师和更有效的调查员。它提高了我做出承诺的能力，减少了我过于严厉地评判他人的倾向。它帮助我成为一个更好的丈夫、父亲、兄弟和朋友。在进行精神分析的最后两年，我开始使用丙咪嗪，这在很大程度上解决了我抑郁症的生理因素，从而大大加快了精神分析的进程。药物治疗让我更敢于直面表象，揭开了那些让我感到不适但又必须面对的问题。

我认为，作为医生，我们可以向患者举起一面镜子，向他们展示充满同情之心和怜悯之心的自己。当他们准备好的时候，我们会把这面镜子递给他们，帮助他们重新认识自己。

我的患者威廉在接受丙咪嗪治疗试验前不久，他开始接受我的心理治疗。我当时 32 岁，是临床中心的新人。我们每周见 3 次。我尽量表现得热情、平易近人，并表示我们会尽全力为他治疗。在最初的几天里，我试图全面深入地了解威廉的痛苦，这样他就不会独自承受痛苦。我每周与一位资深临床医生见两次面，他仔细查看我的笔记，以便更好地了解在哪些方面我可能促进或减缓了我们的进展，并完善我的有效治疗策略。这些会议虽然内容丰富，但也给我带来了相当大的压力。

随着时间的推移，我逐渐了解了威廉的经历和他最恐惧的东西。我能够将这些信息与他的童年、青春期以及 5 年前抑郁症发病前的许多细节结合起来。我们缜密地还原了他在抑郁症发作之前发生的事情，正是这些事情导致他进入了美国国立卫生研究院接受治疗。

威廉的生活压力极大。他母亲 41 岁时生了他，是一个被盼望已久的孩子。他的母亲把他看得比什么都重要，而他的父亲却对他深恶痛绝。威廉的父亲曾是大学里的明星足球运动员。威廉长得像他的母亲，喜欢看书而不是运动。

威廉的父亲批评妻子过分宠爱和保护威廉。他警告说，她导致威廉缺乏自立和自信。他担心，威廉长大后会成为一个"懦夫"。威廉的母亲明白，丈夫怨恨她对威廉的付出，于是她保持沉默。她害怕他的暴怒和威胁，害怕被抛弃。

威廉 10 岁那年，父亲突然去世，母亲患上重性抑郁障碍。从那时起，他母亲就总是担心，她变得过度保护自己。她会在半夜醒来，躲避朋友，不再出门。威廉觉得自己对这一切无能为力，他认为自己是个失败者，因为他没有能力去帮助母亲。

威廉回忆了他儿时向父母求助时经历的挫败。例如，当他十几岁时与女友分手后，如果他向父亲倾诉自己的苦恼，可能会遭到嘲笑和贬低；如果向母亲倾诉，母亲也会变得焦虑不安。我的提问让他有些吃惊，因为他从未想过可以向其他人求助。他感到无助，又无法向他人求助，这让他深陷于绝望和孤独之中。

从记事起，威廉就想成为一名医生。他在出生的城镇上了大学和医学院，只为可以离母亲近一些，因为他觉得母亲很脆弱。他在医学院表现优异，毕业后不久就结了婚。妻子的自立、能干、贤良淑德让他觉得很温暖。

威廉深知，在医学界，只有取得科研成果才能受人尊敬，于是他决定终身从事医学研究。他选择了肿瘤学，因为癌症生物学是医学研究中最重要、最具挑战性的领域。他承认，他觉得自己只有达到最高专业水平，他才会感到满足。我问他，为什么他唯一的选择就是在竞争激烈的领域做到最好。这个问题让他大吃一惊，因为他认为想成为领域内最优秀的人才是理所当然的。然而，我告诉他，并不是每个医生都认为成为赫赫有名的研究人员才是获得自尊的唯一途径。威廉无法立刻回答这个问题，但他答应会思考一下。同时，他也想知道思考会给他带来什么不同，因为他仍然深陷抑郁之中，担心丙咪嗪不起作用。

渐渐地，由于出版期限的限制、工作繁忙，威廉几乎没有时间放松，也没有时间陪伴妻子和孩子。他的人生目标就是把事业做到该领域的顶峰，除此之外，他别无所求。在与家人难得的出游中，他觉得这种缓慢的节奏很单调，所以经常与同事通电话谈工作。他说："我觉得只要我不在工作，就是在浪费时间。"之后，他赢得了一笔为期 5 年的巨额研究基金，并建立了一个更完善的实验室，他感到非常兴奋。两年后，他的研究成果获得了一项著名的奖项。但是，他发现获奖给他带来的快乐却少得出奇。不久之后，他就抑郁了。

就在威廉讨论过度疲劳时，他对丙咪嗪产生了反应。他的反应来得很快，就像从一种状态突然切换到另一种状态。一周前，他还像以前一样抑郁；而一周后，他又感觉棒极了。他惊叹于自己神清气爽、精神抖擞，甚至可以想象与家人一起旅行时的惬意。我们抱着谨慎乐观的态度，但又不想冒险，怕缓解只是短暂的，一旦复发，他可能会感到绝望。我们等了一个多星期，才觉得他可以安全地出院。

　　在他的病情缓解后，我了解到他在这种新状态下与抑郁期间的不同感受。威廉对抑郁症如何侵入他的自我概念、思维方式和情绪状态等方面感到震惊。他对自我贬低问题的解决程度感到惊讶。同时，他也意识到自己的损失是巨大的。尤其是他清楚地意识到抑郁症对他与家人之间关系的破坏程度。他承认，当他沉浸在工作中时，他的家人多么孤独，而他在抑郁期间又是多么专注于自己。他还记得他刚结婚时和在一起的那几年是多么幸福。他还能回忆起孩子出生时的喜悦，以及他们童年时共度的美好时光。他回忆起幸福的假期、美妙的生日派对，以及与他们一起在家时的宁静与快乐。当孩子进入学校时，威廉则沉浸在病房和实验室的工作中。他和孩子在一起的时间越来越少，也失去了对他们日常生活细节的关注。现在孩子已进入青春期，而他却几乎不了解他们。想到自己错过了孩子的成长，威廉流下了眼泪。他承认，孩子的童年已经过去，失去的时间永远无法挽回。

　　威廉决定，他的首要任务就是重建与家人的关系。作为一名肿瘤学家，他经常看到从危及生命的癌症中康复的患者——他们觉得自己获得了第二次生命，因此，他们会珍惜每一天。威廉也认为自己获得了第二次机会，并保证会努力珍惜每一天。

　　在随后的谈话中，威廉坦率地承认，他的父亲从没尊重过他，事实上，父亲一直在贬低他。"你必须做得更好才能打动我"——父亲这句话深深烙在他的记忆中。但威廉还没有意识到父亲给他造成了多么严重的伤害。在我的印象中，他所做的一切都是为了得到父亲的认可，从而治愈内在的创伤。他觉得父亲当年被解雇很有可能是促使他奋发图强的原因之一，但他并不清楚具体是怎么回事。

　　我认为，作为儿童或青少年，他很难或不可能后退一步，去观察父亲是否背负着家庭责任，是否自身有太多的缺陷，是否以自我为中心，所以无法接受孩子的本来面目。相反，孩子会得出这样的结论："只有我表现得非凡或完美，才能赢得父亲的青睐。"父亲越是贬低孩子，孩子就越觉得自己必须变得非凡。成为一名优秀的学生，进入医学院并成为一名研究人员，这让威廉的母亲很高兴，因为她的生活的全部就是儿子，孩子的成功对她来说非常重要。很难想象，如果威廉在工作中没有做出非凡贡献的动力会怎样。

威廉想知道为什么父亲对他如此反感。当我们重构他与母亲关系的细节时，母亲生活的中心显然是威廉，而不是他的父亲。我大声问道，他的父亲是否嫉妒他，并对他母亲重视他的程度感到不满。威廉认为这很有道理，但他必须好好思考一下，他很难相信一个父亲会嫉妒自己的孩子。

在后来的治疗过程中，我问威廉，他是否认为自己获得本领域最负盛名的奖项与此后患上抑郁症之间有关联。他仍然不能立即回答。我给他讲了一个我在接受住院医师培训时听过的病例。有位诺贝尔奖得主在获奖后不久就患上了抑郁症，和威廉一样。他是一个非常聪明的人，在专业领域一帆风顺，获得了最高奖项。作为一名科学家，他表现出色，赢得了他所在领域的所有奖项。当他获得终极大奖时，却无法摆脱自己一生都在耿耿于怀的感觉：他并没有作为一个人而受到关注，而是作为一个超级成就者而受到关注。当这种困扰了他很久的感觉未能随着诺贝尔奖的获得而得到解决时，他绝望了，他变得郁郁寡欢，认为自己永远不会真正好起来。威廉觉得这个想法很有趣，但不确定这种情况是否与他的经历相关。

威廉和我讨论了治疗的意义。他越来越清楚地认识到，他的生活是围绕着赢得父亲的祝福而展开的，我们都认为他必须停止追逐这种遥不可及的关系。无论他取得多大的成功，他都不可能赢得父亲的爱。他取得了成功，他的父亲还有可能更加嫉妒他。威廉承认，他追求成功的动力并不纯粹是出于对工作的热爱，在某种程度上，也是为了治愈长期以来的伤痛。现在，他觉得可以更自由地做自己，包括将自己的精力投入到家庭中，让自己更多地融入周围的世界。我指出，他也可以更自由地表达对父亲的愤怒，甚至承认对母亲的愤怒。我指出，这是他忠于自我的另一种方式，他不再需要隐藏自己的这一部分。威廉说，他还没有适应自己的愤怒，他对自己如此努力地避免承认这种强烈的情感感到惊讶。

如果没有发现这些心理问题，威廉将处于非常脆弱的境地。他将继续过着只为追名逐利的生活，处于抑郁之中。他会继续忽视自己的家庭，进一步疏远妻子和孩子。如果他不把注意力重新放在家庭上，他的妻子最终可能会离开他导致他更加疏远他的孩子。这种情况很可能会产生足够的压力，使他对药物的反应被抵消，从而再次陷入抑郁。

当然，我不认为威廉会轻易放弃对事业成就的追求。多年来，他将所有的精力都奉献给了科研，从未顾及生活的其他方面。我和他一致认为，他还需要继续处理内心的悲痛，才能在不丧失斗志的情况下减轻损失。我建议他在离开美国国立卫生研究院后继续接受心理治疗，进一步探讨我们讨论过的问题，并探索我们尚未涉及的新问题。他欣然同意接受这一方案。我负责在他的家乡为他寻找一位经验丰富的治疗师。

当我们结束治疗时，我和威廉谈起了他从如此漫长的抑郁症中恢复过来后可能会遇到的意想不到的困难。有些患者认为，他们可能已经失去了积极主动面对生活的本能。抑郁症完全占据了他们的生活时，这让他们产生了一种恐惧，担心将来在危急情况下，他们无法依靠自己去做需要做的事。有些人还经历了某种程度的迷失，抑郁症几乎一直如影随形。而现在，他们将带着完全不同的假设和期望去面对这个世界。威廉不知道下一次抑郁症的发作会在何时，虽然他并没有失去一切，但他现在的生活与生病前完全不同了。

威廉、他的妻子和我在他出院前就认识了。他的妻子仍然全心全意地致力于重建他们的婚姻，希望女儿能在青春期这个关键的年龄段拥有正常的父爱，享受一个和睦融洽的家庭带来的温暖。

我不认为威廉在对丙咪嗪产生反应后不久，就能接纳自己的悲伤和愤怒是个巧合。根据我的经验，成功的抗抑郁治疗可以提高心理治疗的质量，加快心理治疗的速度。许多人在服用抗抑郁药物后，对放松长期以来的某些防御不再那么焦虑，而且更有能力承受痛苦。服用抗抑郁药物后，患者仍会感到悲伤，但也能适当地与愤怒进行接触。他们不再感到被限制在狭窄的情感范围内，而是感到获得了解放，能够体验到比抑郁时更广泛、更深刻的情感。这样，他们就有能力表达更多的思想和情感，而这些思想和情感似乎与他们抑郁前的经历相似。

多年来，随着我在抑郁症方面积累了更多的经验，我发现，从抑郁症中恢复过来的人在抑郁症康复后似乎特别有复原力。在抑郁症发作期间，威廉和其他人不得不培养自己的能力，以应对强烈的焦虑、绝望、无法体验快乐以及无休止的痛苦。然而，他们日复一日地熬过来了，潜移默化地学会了如何度过最困难的时期。一旦他们走出抑郁，他们的脚步就会轻盈起来，就好像他们在胁迫下获得了一种力量，这种力量能帮助他们度过日常生活中不可避免的压力和挫折。

在出院后一年和两年的随访中，威廉继续服用丙咪嗪并仍有疗效。他与青春期的女儿相处融洽，与妻子更加恩爱。他还发现自己又能享受过去所珍视的东西了，包括对艺术的热爱。他决定不再试图重建自己的研究事业，而是在肿瘤学领域建立了全职临床实践，并继续在医学院任教。

威廉从抑郁到康复的历程激励着我，让我相信我也能帮助其他人重启人生。看着威廉从痛苦到康复，再到克服重重困难，不断成长，这进一步让我坚信：心理治疗和药物治疗相结合是治疗抑郁症最有效的方法。

第六章　遗传、命运与抑郁症

威廉早期的生活经历和后来他所面临的压力，对他的抑郁症发作和漫长的病程产生了很大影响。同时，了解抑郁症就会发现抑郁症具有家族遗传性。当然，研究也表明，抑郁症并非完全由基因决定。遗传基因只是增加患抑郁症可能性的因素，却无法准确预测一个人是否会患上抑郁症。

据估计，全球普通人群中重性抑郁障碍的发病率大约在 15%~20%，不同文化背景的人群略有不同。一些人患上抑郁症主要是因为遗传因素，而另一些人则是因为受心理或生理压力的影响。父母或兄弟姐妹一方患有抑郁症的人，其患病概率通常比其他人高 2~3 倍，即在 40%~60% 之间。如果父母中的一方反复发作、多次经历抑郁症，那么此人患抑郁症的风险大约是普通人的 4 倍，即在 60%~75% 之间。同卵双胞胎共享100% 的基因，若其中一人患有抑郁症，另一人患病的可能性仅为 60%，这意味着环境因素可能导致了 40% 的风险。

尽管我们欣慰地发现，抑郁症并非完全由基因做出判决，但基因在预测一个人是否会患上抑郁症方面仍扮演着关键角色，因此，抑郁症的遗传因素值得我们深入发掘。

目前，对抑郁症进行基因研究主要有两种方法：第一种是对抑郁症患者进行筛查，以发现异常的候选基因突变，并且对抑郁症患者（尤其是因抑郁自杀身亡者）的大脑进行尸检研究。候选基因是指通过反复研究发现的基因，其编码明显异常。例如，我们知道 CRH 这种与应激反应有关的激素也与抑郁症有关。因此，CRH 及其受体是候选基因。

第二种方法是探索抑郁症的遗传学。抑郁症是阿尔茨海默病或克罗恩病等复杂疾病中的一种，抑郁症可能涉及多达 100 个基因的异常。我们正在通过扫描全基因组的大部分来治疗类似的疾病。这种扫描研究并非基于假设，而是进行倒推，即寻找受影响的基因，结果发现这些基因与复杂的疾病有关。

基因组学已经可以根据抑郁症患者独特的 DNA 序列对其进行个性化治疗：与此相关的基因组学的一个分支叫作药物基因组学（pharmacogenomics）。目前正在进行研究特定的 DNA 序列与对特定药物的积极反应的相关性，以确定特定的遗传指纹（genetic fingerprint）[①]，从而分离出那些极有可能对特定药物产生反应的抑郁症患者。这种方法有望实现个性化医疗，即根据每个人独特的遗传指纹优化药物，这是精神药理学的一项重大突破。

正如我提到的，你的基因结构并不能完全预测你对抑郁症或冠心病等复杂疾病的易感性。即使在基因 100% 共享的情况下，也需要一个诱发环境。对于冠心病来说，诱发环境包括肥胖、不良饮食习惯、吸烟、

---

① "genetic fingerprint" 在生物学和遗传学领域通常被翻译为"基因指纹"或"遗传指纹"。它指的是利用 DNA 分析技术来识别个体的遗传特征或身份的方法。这种技术通常用于亲子鉴定、犯罪侦查等领域。"genetic fingerprint" 在精神医学语境时，可以理解为它指代精神疾病的特定遗传标记或特征。例如，研究人员可能会利用遗传指纹来识别与某种精神疾病（如抑郁症）相关的特定基因变异或组合。——译者注

久坐不动和紧张的生活方式等因素。就抑郁症而言，诱发环境包括负面情绪记忆、早年被遗弃、性虐待、长期无法逃避的压力或其他创伤等因素。

抑郁症的遗传易感性可能涉及数百个基因。从积极的一面来说，这意味着没有人会自动从父亲或母亲那里遗传到抑郁症。消极的一面是，这使得识别这些疾病的遗传指纹变得更加困难。没有人能够分离出对任何复杂疾病可靠负责的全部基因。鉴于基因组中有两万个基因和 32 亿个碱基对，要获得可靠的数据，就需要对数十万或数百万患者进行研究，这也是不足为奇的。

最近有几项关于抑郁症遗传学的研究引人注目。一项研究通过对全基因组的调查发现，抑郁症与某些基因有关，这些基因在神经元发育、突触结构、免疫功能、神经递质代谢和大脑基因表达调控中发挥作用。抑郁症的一些临床特征，包括早发、复发和严重程度，与大脑前额叶皮质的事件有关。目前的基因组研究结果为开发新的抗抑郁药物带来了希望，其中许多药物在不久的将来就会问世。

寻找抑郁症候选基因

要想准确地分析出遗传是如何影响抑郁症易感性的，我们面临着巨大的挑战。从好的一面来看，科学家解码 DNA 序列的能力和速度都有了很大进步，这意味着我们可以更准确、更迅速地确定候选基因，即明显与某种失调或疾病过程的生理学有关的基因。抑郁症的候选基因包括 CRH、BDNF、皮质醇受体以及参与合成或降解血清素、去甲肾上腺素和多巴胺的酶。这些研究对候选基因进行全面测序，并检查是否存在突变。

我们还对基因组进行了关联梳理，这意味着我们正在寻找由多个基因引起的复杂疾病的遗传规律。在这些疾病中，每个基因在疾病的整体遗传中发挥的作用相对较小。对于抑郁症和冠心病等多发性疾病来说，可能有多达 100 个基因共同作用，形成了编码抑郁症或冠心病的生物改变矩阵。这意味着我们需要在整个基因组中找到多达 100 个碱基对的替换，才能掌握复杂疾病的基因结构，并确定哪些基因组合是导致疾病的原因。

造成研究困难的原因是，具有相同抑郁症核心症状的两个人之间可能存在很大差异。事实上，世界上没有两个完全相同的抑郁症病例。一个患者可能只发作了一次抑郁症，而另一个患者则可能发作了七八次。不同患者在主观情绪、认知功能、食欲和睡眠方面也各不相同。另一个问题是，有些基因变异可能在疾病中扮演着重要角色，而有些基因变异只是次要角色。最后，有些基因突变可能会影响多个性状，这使得寻找特定的基因组合及其对抑郁症易感性和总体病程的相对影响变得更加复杂。

环境显然也是导致抑郁症的一个因素。虽然抑郁症随处可见，但各国和各地区的发病率存在很大差异。不同地区的抑郁症诊断程序也可能大相径庭。这使得频率上的差异难以解释。此外，有记录显示，长期面临困难（如照顾残疾伴侣、持续失业、长期遭受欺凌）或短期生活压力事件（如孩子得了急性疾病、与亲友疏远）的人患抑郁症的风险很高。后一种短期因素往往是最后一根稻草，可以将易感人群推向临床抑郁症的边缘。另一个复杂的因素是，遗传背景也可能会对环境产生影响，例如，某些遗传特征可能会使个体倾向于冒险，从而增加他们面临压力的机会。

2021 年 5 月，一项内容丰富的抑郁症遗传研究发表。这项研究涵盖了 100 多万名受试者，是迄今为止规模最大的全基因组关联研究。研究者丹尼尔·利维博士（Dr. Daniel Levey）等人精细绘制了 178 个基因突变图谱。他们首要分析的主要突变是神经元生长因子。与小鼠神经元生长因子的产生有关的基因失活，会导致多个脑区出现异常，包括情绪记忆中枢的脑容量减少，这与社交行为和非社交兴趣的异常有关。对这些小鼠的另一项研究发现，在评估抑郁症严重程度的行为测定中，出现了多种类似抑郁症和焦虑症的特征。

研究发现，一种被称为 D2 多巴胺受体的重要多巴胺受体在抑郁症受试者的快感和奖赏中枢中的表达明显减少，而这种多巴胺受体与预期或体验快乐的能力密切相关。因此，动物的抑郁样行为和人类的抑郁似乎都与奖赏系统和快感缺失症状有关。在一项无假设的全基因组关联研究中，出现了这种具有已知生物学意义的基因和脑区，这是非常了不起的，同时也表明了其他大规模研究中其他关键发现的价值。

另一个与基因相关的研究方向涉及表观遗传学（epigenetics）。表观遗传学变化是基因表达中基于经验的改变，不涉及基因的排序方式，这意味着它们不会导致基因本身的突变，而且是可逆的。表观遗传学变化似乎在经历压力后最为突出，而且儿童比成人更容易发生这种变化。应激事件发生后，应激反应基因会被一些分子包围。这些分子会改变基因产生的其编码蛋白质的能力，且不会改变基因的结构。因此，它们改变的是基因的表达，而不是基因的内容。许多人认为，表观遗传学变化在很大程度上导致了遭受虐待或凌辱的儿童终生易受伤害。

通过阻断或诱导某些基因的表观遗传修饰，可以使小鼠对压力更有复原力或更脆弱。麦吉尔大学的迈克尔·米尼（Michael Meaney）和他的同事发现，通过增加对大鼠的舔食、梳理和哺乳等积极的产后护理，可以减少皮质醇的作用，而皮质醇过多会导致抑郁症。这些大鼠的复原力比没有受到同样抚育的大鼠更强。尽管有些表观遗传学变化在技术上是可逆的，但它们可以持续一生。

这些现象同样发生在人类身上。研究人员发现，人类中也有类似在大鼠梳理研究中发现的基因。这些发现表明，表观遗传学变化可能会产生类似抑郁症的症状以及与抑郁症相关的生物效应。

BDNF 是一种对抑郁症的病理生理学具有重要意义的化合物。受虐待的幼鼠表现出前额叶皮质中的 BDNF 基因变得减少，但 BDNF 基因的序列没有发生变化。早年受过虐待的雌鼠后代也发生了表观遗传学变化，增加了它们患抑郁症的易感性。由于不涉及基因突变，而是基因产物产生量的变化，因此全基因组关联研究不会发现导致大鼠抑郁症状的关键变化。

表观遗传学变化可能是抑郁症遗传标记难以被找到的原因之一。母亲的照顾以及童年时期的虐待或创伤会导致表观遗传学变化，从而影响应激激素系统或重要化合物（如 BDNF），这些变化会导致抑郁症发作，或是防止抑郁症发作。好消息是，与我们尚不能可靠地改变或纠正基因的 DNA 序列相比，我们可以通过抗抑郁药物来逆转或促进特定的表观遗传学变化。

我在前面提到，只有 50%~60% 的抑郁症患者在接受标准抗抑郁药物治疗后病情得到缓解。对抗抑郁治疗的延迟反应可能反映了表观遗传学变化等长期适应性。例如，丙咪嗪会产生表观遗传学变化，但要经过3~4 周的潜伏期。基因表达的这些变化需要时间才能体现出来，这是有道理的。

我相信，我们将看到基因组医学带来的非凡进步。抑郁症相关的基因网络的鉴定为通过已知会影响这些基因功能的药物治疗抑郁症提供了线索，也为基因疗法提供了治疗抑郁症的线索。这是抑郁症相关药理学的一个令人兴奋的新领域，可以为数百万人提供解脱之法。

识别和了解影响抑郁症易感性的表观遗传变化是预防或成功治疗抑郁症的关键前沿。我们已经知道，情绪稳定剂锂剂和双丙戊酸钠（商品名 Depakote）可以消除不必要的表观遗传学变化。最近上市或在不久的将来会出现的新药也能在消除与抑郁症有关的致病性表观遗传学变化方面发挥类似的作用，而且可能起效更快、副作用更小。

我们还确定了通过全基因组关联研究来识别突变基因的策略，这将为我们提供更多机会，大大拓宽我们对抑郁症潜在病因和抗抑郁药物作用机制的认识。当基因疗法可用时，我们将能够通过纠正导致抑郁症易感性的多个基因的基因组异常来治疗抑郁症。我们已经开发出一种瞩目的程序，可以像文字处理器纠正拼写错误那样，替换基因中一个变异的字母。

基因组学并不一定是一门独立的学科，它更像是一种技术，它可以扩展我们的能力，以应对抑郁症的表现形式及其根本原因，并治愈抑郁症。例如，在下一章中，我们将看到控制昼夜节律的 CLOCK 基因最终将如何让我们修复抑郁症患者的昼夜节律异常，从而促进他们的康复。

第七章　看得见的黑暗

　　我们生活在一个光明与黑暗并存的世界。我们对这两种状态所对应的节奏和模式有着深刻的了解。大多数生物摸索出自己的节律以预测每日光照强度、环境温度和湿度的变化。许多哺乳动物都有影响行为、生理、激素分泌和基因表达的月节律、季节律和年节律，这些节律帮助我们适应不断变化的环境。多种节律的同步是健康所必需的，而不同步则会导致严重的疾病。节律同步是指保持节律之间的正常间隔。例如，人类在睡眠开始6小时后体温开始上升。如果体温提前4小时升高，则称为节律不同步。抑郁症患者的生物节律有许多异常，包括每24小时发生一次的昼夜节律。这些异常会导致失眠和睡过头，影响抑郁或躁狂的转换时间、24小时的激素分泌模式，以及在不同亚型抑郁症患者一天中抑郁症状最严重的时间。抑郁症患者身上也会出现较长期的节律异常，如按月或随季节变化的节律。抑郁症女性的月经周期要么不规律要么完全消失。

　　抑郁症患者中最明显的节律紊乱是打乱了24小时的睡眠觉醒周期。几乎90%的抑郁症患者都有睡眠觉醒周期的变换。失眠是精神性抑郁症的常见症状，多表现为早醒。与此相反，非典型抑郁症患者夜间睡眠过多，并经常抱怨白天嗜睡。抑郁症患者在一天中的症状严重程度也不尽相同。在精神性抑郁症中，患者感觉他们在早上的状态最差，但症状会随着一天的开展而有所缓解。早晨是应激系统最活跃的时候，因此会加重精神性抑郁症的症状。非典型抑郁症患者在早晨感觉最好，但随着时间的推移，他们的抑郁症状会加重。傍晚是应激系统活性最低的时刻，非典型抑郁症症状的严重程度也会加剧。

对一些抑郁症患者来说，干扰其昼夜节律，比如完全剥夺睡眠，可以使他们暂时恢复健康，也可能诱发双相障碍患者躁狂发作。在躁狂发作期间，有些患者可以连续36~48小时保持清醒而不感到疲劳。睡眠不足导致躁狂症的机制尚不清楚。一种可能是通过激活甲状腺轴。睡眠充足，刺激甲状腺激素分泌的物质会下降。而睡眠不足时，刺激甲状腺激素产生的物质不会下降，反而会大幅上升。众所周知，甲状腺激素会促进躁狂症的出现。

有一种抑郁亚型，即季节性情感障碍，与冬季日照不足时的抑郁有关。稍后我们将了解到这些患者实际上是因为光照不足导致抑郁，强光疗法可对其产生疗效。

让我们考虑一些健康个体生物节律的同步器，在抑郁症患者中可能出现干扰，或是异常加工。光是昼夜节律（或日节律）最强大的同步器。对于人类，这些不同的节律说明我们是安全的，它可以帮助我们在白天进行生产性活动，确保晚上有充足的睡眠，并为我们从睡眠转向觉醒做好准备。大脑中对光线敏感的主时钟监测昼夜循环的时间。光线通过一条通路从视网膜到达主时钟，这条通路并不向大脑的视觉中枢反馈信息，而是向主时钟本身提供信息。主时钟位于大脑深处一个叫作下丘脑的区域。

光暗周期控制的最重要过程之一是褪黑素的分泌。褪黑素产生于松果体，这也位于大脑深处，并直接受到主时钟的信息影响。褪黑素在夜晚暴露于黑暗后立即开始分泌，并随着白天开始迅速下降。除了光照本身外，褪黑素是日节律中最强大的同步器。医生通常会开褪黑素作为帮助睡眠或在穿越多个时区后重新同步节律的辅助手段。

在漫长的冬夜，我们会分泌更多的褪黑素，而在春夏的短夜，褪黑素的分泌则会减少。褪黑素影响着许多生理过程，包括生殖系统的有效抑制剂。深秋和冬季的黑夜较长，褪黑素分泌的时间也较长，因此许多动物的生殖轴都处于关闭状态。当夜晚相对较短，褪黑素分泌明显减少时，生殖轴就会重新活跃起来。在晚秋和冬季抑制生育，可以保护许多哺乳动物免于在严冷冬季生育。

尽管与昼夜节律有关的生理过程数不胜数，但让我们来思考一下睡眠开始的时间（以晚上 10 点为标志）和另外两个密切相关的标志：夜间应激激素皮质醇升高的时间以及体温同时升高的时间。后两种现象密切相关，通常发生在凌晨 5 点左右（如果我们把晚上 10 点作为睡觉时间的话）。皮质醇和体温开始升高的时间是夜间应激系统功能的标志，其升高为我们早上醒来做好了准备。皮质醇促进清醒，提高血糖水平，刺激心脏收缩和交感神经系统的活动。更高的体温与更快的新陈代谢率有关，为我们开始新的一天做好准备。现在我们知道，一旦皮质醇水平和体温开始上升，我们就很难重新入睡。

通常有 7 个小时的时间间隔，将入睡时间与皮质醇水平和体温开始上升的时间分开。当这 7 个小时的间隔保持完整时，这些节律就会适当地同步。

在精神性抑郁症患者中，其皮质醇和体温水平在凌晨两点左右开始上升，此时距离入睡仅有 4 个小时。由于皮质醇水平和体温开始升高时很难保持睡眠状态，这意味着精神性抑郁症患者通常会在清晨醒来。对他们来说，觉醒的节律被设定在较短的睡眠时间之后出现。

　　20 世纪 70 年代末，汤姆·韦尔博士（Tom Wehr）曾在我从事研究的单位工作，他想知道是否可以通过重建入睡时间与皮质醇和体温水平上升时间之间的 7 小时潜伏期来解决抑郁问题。他认为，纠正这种不同步现象可能是治疗抑郁症的一种手段。

　　韦尔博士的患者简·布莱尔来到美国国立卫生研究院时，已经有长期反复抑郁的病史，而且对药物产生了抗药性。她的第一次抑郁发生在 25 年前，当时她 20 岁。此后她的抑郁症每年复发 3 次，每次持续 3~6 周，然后自发恢复。她的抑郁症与凌晨早醒和焦虑有关，尤其是在起床时。

　　简通常是晚上 10 点睡觉。入睡后，她的皮质醇和体温节律通常会在早上 6 点左右达到峰值。但在抑郁症发作期间，她的皮质醇和体温节律却提前了 5 个小时，在凌晨一点左右达到峰值。这些节律不是在入睡后 7~8 小时发生的，而是在入睡后 3 小时就发生了。由于皮质醇和体温升高时很难保持睡眠状态，这些相位变化会导致她凌晨醒来，这是精神性抑郁症的一个特征。韦尔博士将这种现象命名为"相位提前"，并在简的抑郁症发作中发现了这种现象。

　　韦尔博士决定尝试通过实验，将睡眠开始时间与皮质醇和体温开始上升时间恢复到正常的 7~8 小时的时间间隔，来治疗简的抑郁症。为了完成这项任务，他让简在下午 5 点入睡，凌晨一点醒来。这个时间表将睡眠开始时间与皮质醇和体温开始上升时间之间的正常间隔时间恢复到了通常的 7~8 小时。按照这样的作息时间安排 4 天后，简的抑郁症得到了康复。病情缓解后，韦尔博士又慢慢恢复了她的正常睡眠时间，每天将睡眠时间提前一小时，直到她晚上 10 点再次入睡。

　　简的抑郁症缓解了 3 个月。不幸的是，她的病情再次复发了。一周后，韦尔博士重复了将睡眠开始时间分阶段提前 4 天的方法，将症状缓解了近两年。另有研究人员也证实了阶段性提前疗法是治疗某些抑郁症患者的有效模式，但它只是一种研究工具，在抑郁症的常规治疗中尚未得到广泛认可。部分原因是这种疗法耗费大量人力物力，需要患者长期住院；而且大多数医院都不具备彻夜监测的条件，无法记录皮质醇分泌和体温开始升高的时间。

轮班工人显然会受到自然节律紊乱的影响。假设轮班工人上午9点上床睡觉，下午5点醒来。他们的褪黑素水平在清醒的夜间和暴露于光线时会很低，而皮质醇水平和体温会在晚上七八点上升，此时他们仍在工作。所有这些事件都发生在他们清醒的时候，而不是在睡眠开始几个小时之后。这种睡眠开始时间和觉醒标志时间的紊乱代表了一种内部不同步的状态，通常与觉醒和抑郁以及如冠心病等早期疾病的发作有关。

我们的节律并不完全依赖光线。在持续的光照或黑暗中，主时钟依靠自身固有的节律。这种节律被称为"自由运行"，其周期频率为25小时而不是24小时。因此，"自由运行"的人周一晚上10点上床睡觉，周二晚上11点（25小时后）上床睡觉，周三凌晨12点（又是25小时后）上床睡觉。许多"自由运行"的人都是抑郁的。约有10%的人由于各种原因开始自由运行，他们以40小时为一天，这意味着一个睡眠觉醒周期包括40小时，构成了一个极其漫长的白天和一个极其漫长的夜晚。这些受试者也是不同步的，几乎所有人都是抑郁的。

许多盲人会有自由运行的节律。他们的睡眠觉醒周期、皮质醇和体温节律是由25小时而不是24小时的内在节律决定的。

当自由运行节律不同步的盲人变得沮丧和疲劳时，褪黑素可以帮助他们重新同步。与我一起在美国国立卫生研究院接受培训的莱维是第一个证明盲人可以拥有自由运行节律的人。在一天中的不同时间对许多患者进行实验后，他发现在下午6点服用小剂量的褪黑素可以使他们的节律同步。这种同步与抑郁和疲劳的缓解有关。莱维于2005年的这一发现是对医学的重大贡献。

大约在同一时间，欧洲的研究人员观察到，一些患有抑郁症的患者在一整夜睡眠剥夺后，抑郁症会有所好转，病情得到缓解。对于大多数患者来说，这种缓解是短暂的，当患者再次入睡并出现快速眼动睡眠时，这种症状又会再次出现。对于双相障碍康复者或抑郁的双相障碍患者来说，一夜的睡眠剥夺往往会导致他们转入躁狂状态。临床医生早就注意到，双相障碍患者睡眠剥夺往往会导致躁狂症，并告诫他们的患者要保证适当的睡眠。

汤姆·韦尔后来发现，如果让抑郁症患者在凌晨 4 点醒来后保持清醒，他们的抑郁症也会得到缓解，但缓解同样是短暂的。欧洲的一些研究小组尝试每周对患者进行两到三次部分睡眠剥夺的治疗，取得了一些持久的缓解效果。据我所知，目前还没有针对大量患者的对照研究正式证明多次部分或完全睡眠剥夺对抑郁症病程的疗效。

韦尔博士还对抑郁症的周期性发作，包括发病和消退的时间非常感兴趣。尤其是一些患者定期在情绪发作之间循环的程度，以及除了睡眠剥夺之外，还有哪些因素会促进患者从一种状态切换到另一种状态。他渴望成为伽利略的第谷·布拉赫：布拉赫首先绘制了天体图，伽利略才得以进行科学观测。韦尔博士深信，除非我们从最简单的角度（即抑郁和躁狂发作的时间）来理解抑郁症，否则我们将无法解决更多关于抑郁症起源和有效治疗的难题。

多年来，韦尔博士注意到，一些有过严重抑郁发作和至少一次躁狂发作的患者在服用抗抑郁药物后，会转入相对快速、有规律的抑郁和躁狂或轻躁狂的循环模式。轻躁狂是一种轻度至中度的情绪高涨状态，但持续时间不够长，或与正常行为的偏差程度不足以使其成为躁狂症。抗抑郁药物有时也会导致从未有过躁狂发作的抑郁症患者出现轻躁狂发作。这些观察结果确立了一种观点，即抗抑郁药物可以加速双相障碍患者的周期性发作，并使一些可能患有潜在的、未确诊的双相障碍的患者产生轻躁狂或躁狂症。现在，我们知道应该给每一位服用抗抑郁药物的躁狂症患者开具锂剂等情绪稳定剂。

双相障碍显然与节律现象有关。一些患者会有规律地从躁狂和抑郁中切换出来，随着我们对更多个体进行研究，这种现象可能会比我们想象的更加明显。正如我在前面提到的，双相障碍患者的睡眠觉醒周期发生了很大的变化，躁狂症患者可以连续很多天保持清醒而不显得疲倦。还有一些患者在抑郁期睡眠过度。双相障碍的周期性变化扰乱并毁掉了许多人的生活。

快速循环型双相障碍患者会在短时间内经历抑郁和躁狂之间的转换。在我的一位患者玛莎·琼斯的病例中，这种情况每8天就会发生一次。这种形式的双相障碍通常对锂剂和其他大多数双相障碍治疗方法有抵抗力，但我们发现玛莎对治疗快速循环的新策略做出了反应。这种由鲍勃·波斯特医生在临床中心首次使用的抗惊厥药物治疗方法，也为其他人带来了福音。稍后将详细介绍。

玛莎·琼斯来到美国国立卫生研究院临床中心时年仅46岁。她已婚，有两个十几岁的儿子。她的母亲在双相障碍的治疗过程中会有快速循环的阶段，她的父亲则有严重的反复抑郁症。她20岁时首次出现双相障碍的症状，第一次发作是躁狂症，持续了大约3周。在感觉良好的几周后，她经常会再次出现躁狂或抑郁。她只对锂剂类药物有部分反应，而且在服用抗抑郁药物时，几乎总会突然从抑郁转为躁狂。

汤姆·韦尔医生还观察到抗抑郁药物会诱发躁狂症，并撰写了一篇论文阐述了这一现象，这使得双相障碍患者对抗抑郁药物的使用明显减少。

玛莎直到44岁才开始出现快速循环型双相障碍。她的周期性发病和随后的临床发作都没有明显的诱因。

玛莎的周期很快就确定为绝对规律的8天抑郁与8天躁狂交替出现。她的抑郁症特征是明显的无价值感，大都会在凌晨两点左右醒来无法继续入睡、食欲不振，每次抑郁发作时体重都会下降一到两公斤。她觉得自己非常脆弱，深信没有人会爱她或尊重她，害怕自己会孤独终老。她没有强烈的自杀倾向，却希望自己染上可怕的疾病并死去。她会突然从抑郁或躁狂的状态中解脱，这常常发生在凌晨 3 点左右，那时她已经起床了，或因抑郁的早醒，或因躁狂的失眠。

在躁狂症期间，玛莎每晚只睡两三个小时。她有时脾气暴躁，辱骂他人，还经常与男性工作人员调情。不过，她在患病期间从未有过性欲亢进的行为，她在抑郁期间减掉的体重往往又会增加。

我们注意到，在她躁狂的时候，她不记得自己有抑郁的感觉；而在她抑郁的时候，她又不记得自己曾经感觉良好或躁狂过。病房里的另一位医生埃利奥特·格申对这一现象进行了系统研究。他还发现，这种选择性记忆延伸到了日常事件中：躁狂症患者不记得在抑郁发作时把钥匙丢在了哪里，却能回忆起从躁狂转入抑郁时钥匙丢失在哪里。他将这种现象称为"状态依赖学习"。

玛莎知道自己患病的周期为 8 天，因此她可以在处于抑郁状态时预约牙医或医生，因为躁狂发作会使这类就诊变得困难或不可能。

她定期接受心理治疗。她的治疗师技术娴熟、尽职尽责，每周有两天单独为她看病，并且每周都会与她和她的丈夫见面。这种治疗是不可或缺的。它能帮助她在抑郁时恢复部分功能，并为她提供指导，帮助她在躁狂时缓和冲动和易怒的情绪。这些工作大大稳固了家庭，尽管玛莎一直担心丈夫会带走孩子，抛弃她。在她处于躁狂或抑郁状态时，我们也会继续帮助她应对这些状态，并定期与她和她的丈夫会面。

玛莎尝试了多种锂剂和抗抑郁药物，但病情都没有明显好转。根据鲍勃·波斯特关于抗惊厥药物对快速循环型疾病疗效的研究成果，我们决定对她实施得理多（Tegretol，卡马西平片）的双盲安慰剂对照试验。她在两周内没有任何反应。之后，她的抑郁得到缓解，一周后，她的狂躁强度也有所下降。她大吃一惊，开始相信也许这种药会起作用。果然，又过了 3 周，她的周期性发作停止了，而且感觉良好。3 周后，她出院了，经过 3 年的随访，她仍然没有复发躁狂或抑郁。

我的另一位患者阿比盖尔·莫里斯来到了美国国立卫生研究院临床中心。她有 6 年的轻度周期性抑郁症和躁狂症病史，每次持续一到两个月。她已婚，有 4 个成年子女。在抑郁发作期间，她经常感到悲伤和疏远，睡得过多，吃得过多，并感到极度疲劳。她并不像许多抑郁症患者那样感到痛苦。当她躁狂症发作时，她会有轻微的兴奋、开朗、善于交际，很少有易怒、冲动或性欲亢进的表现。与抑郁时每晚睡 9~10 个小时不同，她躁狂时每晚睡 5~6 个小时。她曾两次服用不明剂量的锂剂，但都没有反应；她还曾多次服用抗抑郁药物，但都没有成功。

我每周与阿比盖尔见 3 次面，部分目的是为充分了解她的日常生活，确定她的情绪变化是否有环境诱因，并探讨可能助长她的情绪周期的任何潜在冲突或明显的失落。阿比盖尔的性格相当孤僻，我无法明确地发现导致她情绪变化的重大持续性问题。不过，她自己几乎总能对情绪变化做出解释。她经常会指出一些事件是导致她抑郁的诱因，比如她结交的患者出院，她的孩子好几天没有打电话给她，或者她的丈夫因为从事繁重的职业失联了。在躁狂症发作时，她会描述自己在病房里结识的好朋友，家人对她的关心和照顾，或者她收到了一份精美的礼物或受到关怀。

在阿比盖尔住院期间，韦尔博士通过经验丰富的护理人员对阿比盖尔进行情绪评级，并结合自己的日常观察，研究她反复出现的情绪变化的时间顺序。他开发的算法显示，阿比盖尔的情绪波动有一个精确的 34 天周期。他曾怀疑阿比盖尔有潜在的情绪周期，但他惊讶地发现，阿比盖尔竟有如此精确和系统性的情绪周期。

在整个病程中，阿比盖尔尝试了多种抗抑郁药物，但这些药物只会增加她周期性发作的频率。她曾接受过两个疗程的低剂量锂剂治疗。之后，她对更大剂量的锂剂产生了反应，血液中的锂含量达到了正常值的上限。虽然根据病史，阿比盖尔对锂剂没有反应，但当改变剂量使其达到真正足够的锂含量水平时，她却有了完全应答。

韦尔博士经常和我一起讨论，以及我们选择所从事的科学领域的原因。他花了几年时间，试图解释那些将抑郁或狂躁情绪的转换归因于环境事件的患者的周期性（患者自然会寻找导致他们情绪变化的事件，而不是认为他们可能会受到明显不确定周期性的情绪周期的影响）。一天晚上，韦尔博士和我一起在夜里进行一项程序，在下一次干预之前有一个小时的休息时间。我问韦尔博士，是什么让他对时间研究产生了兴趣，尤其是与快速循环型双相障碍的动态和周期性有关的研究。

他是这样回复的：

> 在我 13 岁那年，父亲在一场车祸中意外去世。那一刻，时间似乎由两个时段组成。他死后，我无忧无虑的童年戛然而止，我的生活发生了翻天覆地的变化。这不是我自己选择的，而是发生在我身上的。我进入了另一种状态，感觉失去了自己的世界。我隐约感受到自己不再是个孩子了，于是不假思索地承担起了努力帮助母亲的角色。我幻想着能让父亲起死回生，当然，这是不可能的。
>
> 此后不久，我开始痴迷于历史。我对能挖掘过去并赋予其新生命的考古学产生了极大热情。当时我并不明白，这种对考古学的痴迷是我失去的童年和让父亲复活的幻想的衍生物。在耶鲁大学，我迷上了历史课。当我还是一名医学生时，我认为帮助一个人走出重性抑郁障碍，就如同让他起死回生，于是我选择了精神医学。
>
> 我对快速循环型双相障碍产生了兴趣，因为与我父亲的死不同，一旦你确定了循环周期，它们就是可以被预测的。从抑

郁到躁狂的转换就像我父亲由生到死的转换一样，我和我的患者一样，再度重生。作为一名科学家，我可以在患者即将转换前一周对她进行研究，找出并确定在预期的情绪状态急剧变化前发生了什么；然后，我会被这种感觉激励着去弄清转换的时间以及造成转换的生物机制。

最终，在 35 年后，我收集到所有已积累的数据，又学习了天文学，并将许多快速循环型双相障碍患者的开关与月经周期联系起来。利用同样新颖的方法，我将月经周期与月运周期联系起来。这需要每天对个别患者进行长达数月或数年的研究，这样我就能弄清他们各自周期的动态变化。如果把 20 个患者集中在一起，他们各自与月运周期的联系也会不同，从而冲淡其他模式。美国国立卫生研究院可能是世界上唯一一个能让我进行这些研究，让我保持对时间和可预测性的浓厚兴趣的地方。

韦尔博士一直都对情绪周期非常着迷，3 年多收集了数百名患者的每日情绪评分。在由 24 名患者构成的小组中，患者的情绪周期规律从 2 个月到 6 个月不等，他获得的每日评分时间跨度为 2 到 4 年，即每位患者有 600 到 1200 个数据点。他分别分析了这 24 名患者的周期性。非同寻常的是，他发现每位患者的情绪周期都严格锁定在新月或满月。他发现，有 8 名患者的情绪周期锁定在新月切换到满月之间交替。这是人类首次记录到月球对生理参数影响的数据。

这些都是革命性的发现。韦尔博士无法确定支持这种联系的组织因素，但存在几种可能性。一种是隐花色素，它存在于下丘脑的昼夜节律主时钟中。隐花色素对电磁波很敏感，鸟类利用它到达目的地。另一种是偏振光。在不同的月相中，会产生偏振光或非偏振光。在满月和新月期间，偏振光处于一个独特的阶段。重力也是一个可能的因素。了解是什么力量将有规律的情绪周期锁定在特定的月相上，可以为消除人类的躁狂抑郁周期提供强有力的帮助。

韦尔博士和同事还发现，36 岁以下的年轻女性的月经周期锁定在新月或满月。几十年来，人们一直试图建立这种关联，但都失败了。失败的原因在于，他们对每位患者只有一个数据点；而当他们分析一组患者，比如 40 名患者时，数据就会被冲淡，变得杂乱无章。韦尔博士和同事通过对每个患者进行单独分析，在 6 个月内产生了数百个数据点，信号才得以显现。

季节性情感障碍

汤姆·韦尔和诺姆·罗森塔尔博士于 20 世纪 80 年代初在美国国立卫生研究院首次描述了季节性情感障碍。阿尔弗雷德·琼斯是他们的患者之一，这位 63 岁的老人在美国国立卫生研究院接受了两年的双相障碍跟踪治疗。抑郁时，他极度自卑、孤僻、焦虑、无法体验快乐。他睡得多，吃得多，早上起来感觉稍微好些。躁狂时，他精力充沛、性格外向、睡眠需求减少、思维奔逸。他的情绪波动始于 35 岁，11 年后他开始意识到自己的情绪有季节性变化。49 岁时，他被诊断出患有双相障碍。所有用抗抑郁药物和锂剂治疗他的努力都失败了。

值得注意的是，在确诊后的 14 年里，阿尔弗雷德坚持每天写日记，他记录下每一次抑郁和躁狂的发作和消退。他的抑郁症通常从 12 月或 1 月开始，持续 3 个月左右；并且通常在 6 月或 7 月开始变得狂躁。

1980 年 12 月的第一周，阿尔弗雷德入院后不久，某天，阿尔弗雷德完全进入了抑郁状态，他至少在 14 周内都无法摆脱这种状态。于是，诺姆和韦尔决定在阿尔弗雷德早上 5 点起床到 9 点之间用明亮的人工光照来为他治疗。他们认为，白天太短是造成他抑郁的原因，如果能人为地将现在的光周期改变成类似春天的光周期，就能有效治疗他的抑郁症。4天后，阿尔弗雷德从抑郁状态转入缓解状态。他的活动量增加了一倍。在研究的最后一晚，他在凌晨两点被唤醒，并在强光下暴露了两个小时，光照强度与凌晨 5~9 点的光照强度相同。他们想看看这种强度的光线是否能够抑制褪黑素，与时间无关，这也就是说光线本身与生理相关。凌晨 2 点和 4 点抽取的血样显示确实如此，因为他们注意到光照导致阿尔弗雷德的血浆褪黑素水平明显下降。

另一位名叫简·史密斯的患者来到美国国立卫生研究院临床中心就诊，在过去的 7 年里，她每年冬天都会出现抑郁症，每次都是在来年 3月底或 4 月初缓解。她的冬季抑郁症具有非典型抑郁症的所有特征。

诺姆·罗森塔尔和汤姆·韦尔在美国国立卫生研究院对季节性情感障碍患者进行了首次光疗双盲安慰剂研究。安慰剂包括暴露在略低于抑制褪黑素分泌阈值的光照强度下，而真正的治疗是在足以影响褪黑素水平的高强度下进行的。1984 年秋冬季，他们招募了 29 名患者进行冬季季节性抑郁症研究。作为季节性情感障碍的典型症状，几乎所有患者都出现了食欲增加和对甜食的渴望。很少有患者享受食物，但他们感到有一种进食的压力，一种对食物的渴望，并将其描述为一种无法抗拒的强迫。几乎所有患者早上的抑郁和疲劳症状都没有晚上严重。97% 的患者表示自己在抑郁期间工作困难，并且都经历过人际交往困难。尽管在工作上遇到了种种困难，但这些患者仍能保住工作，不过有些患者在感到认知能力特别受损和缺乏动力时会请病假。

23 名患者曾在冬季北上或南下旅行。其中，80% 以上的人报告说自己的情绪发生了变化。那些南下到阳光更充足的地方的患者的情绪有所改善，其中一名患者变得轻躁狂；有 3 位受试者在前往日照较短的北方时感觉更糟。从临床角度来看，我们怀疑这与患者接受的日照量有关，而日照量显然与一天的长短有关。

一些患者也将季节性抑郁与昼夜长短或环境光照质量联系起来。有些人认为，在黑暗的月份里，他们会渴望获得光线。一位妇女被家人戏称为"灯光"，因为她一进门就会打开家里所有的灯。另一位患者经常去佛罗里达的海滩，回到家后，她就梦想着享受日光浴。有些人把自己的病称为"灰色综合征"，并表示阴天三四天后情绪就会低落。值得注意的是，70% 的患者报告说，他们至少有一名一级亲属患有重性抑郁障碍病史；只有 5 位患者有季节性抑郁症家族史。

随着冬季的来临，18 名患者注意到，在情绪变化之前，他们的食欲和睡眠也逐渐发生了变化。

几乎所有患者都对已知能抑制褪黑素分泌的亮度水平的光疗，产生了明显的抗抑郁反应，他们对强度稍低但不抑制褪黑素水平的光照没有反应。几乎在所有病例中，患者对适当强度光照的反应都在光照治疗开始后的第 3 天到第 7 天之间出现缓解。移除灯光后，除一名患者外，其他患者的病情都复发了。当再次开启强光时，他们的病情又缓解了。

诺姆和韦尔博士接下来研究了季节性情感障碍患者与健康对照组的昼夜褪黑素分泌情况。他们推测，季节性情感障碍患者对室内环境光线相对不敏感，因此需要额外的强光照射才能缓解其病情。

在人类进化史上的大部分时间里，人类都是按照自然的四季昼夜周期生活的。电力几乎在一夜之间改变了这一切。我现在知道，人造光可以影响褪黑素的分泌和生物节律。这种人为强加给自然秩序的影响尚未完全明了。科学家认为，在我们暴露于早期进化过程中没有遇到过的刺激的情况下，会出现一种炎症，而我们在生物学上对这些刺激并没有做好准备。抑郁症患者的炎症现象增加，可能与人造光或其他因素有关，如缺乏活动、暴饮暴食、过度依赖加工食品，以及经常大量接触化学物质。抑郁症患者是否适应了这些刺激尚未确定。

我们仍在努力了解，主时钟或昼夜节律现象的其他介质的异常，在多大程度上对抑郁症起着主要作用。抑郁症是一种影响大脑多个部分和身体多个系统的综合性疾病，这一事实表明，这种根本性的异常很可能与抑郁症的根本原因有关。另一种解释是，抑郁症是由于应激反应失调引起的。皮质醇水平的升高、体温的升高以及快速眼动睡眠的增加都是在受到威胁时发生的适应性变化。鉴于早上 6 点开始上升的体温和皮质醇节律会产生唤醒作用，并为我们的觉醒做好准备，因此，抑郁症患者在凌晨两三点出现体温和皮质醇上升的情况，符合精神性抑郁症是一种觉醒障碍的观点，其标志在晚上比非抑郁症患者更早出现。

经颅光生物调节

除了患者对超过特定强度阈值的人造光有反应外，其他种类的光也被证明具有抗抑郁作用。经颅光生物调节利用低能量激光将近红外线穿过头骨，照射到对抑郁症起重要作用的特定部位。光生物调节被认为是一种促进身体各部位康复的新兴技术，其作用原理是刺激线粒体的活动，从而促进细胞能量的产生。在一项涉及 50 名抗药性患者的试验中，62%的患者对这种疗法产生了反应，而安慰剂的反应率仅为 8%。抑郁症患者，尤其是双相障碍患者，其线粒体能量生成存在缺陷，导致神经元营养不良，容易提早死亡。线粒体是细胞中产生能量的成分，它存在于囊中，拥有 30 多个基因，其中有几个基因很容易发生突变。

昼夜节律 CLOCK 基因与抑郁症

科学家在下丘脑的主时钟细胞中发现了 12 个 CLOCK 基因。我们还进一步发现，人体的每个细胞都有 CLOCK 基因，这些基因调节细胞行为的某些组成部分，而细胞行为的方式对昼夜周期和季节性波动非常敏感。在重性抑郁障碍患者中，大脑中的 CLOCK 基因表达明显失调。位于大脑控制中枢、杏仁核、情绪记忆中枢以及快感和奖赏中枢的 CLOCK 基因发生了一些最显著的变化。

当昼夜节律基因失调时，抑郁症的发病率就会增加。抑郁症的程度与昼夜节律失调的程度相关。随着患者病情的好转，异常的昼夜节律基因表达通常会恢复正常。最近的研究为昼夜节律的相移和复位机制提供了详细的线索。对可调节和快速重置细胞节律的小分子的鉴定，推动了对合成小分子的评估，这些化合物可以更精确地控制昼夜节律机制并改变 CLOCK 基因蛋白。有效利用小分子来校正 CLOCK 基因将是一项重大突破，而且即将实现。

这些发现为开发治疗情绪障碍和重置异常 CLOCK 基因机制的化合物带来了希望，以便使患者的昼夜节律正常化并快速治疗抑郁症。标准的抗抑郁药物可以在大约两到三周的潜伏期后使其时钟节律恢复正常。初步研究表明，新开发的速效抗抑郁药物可以在数小时内起效。这是一个令人兴奋的突破，将让许多患者感到宽慰。与此同时，每天至少 30 分钟的规律睡眠、接触阳光或 10 000 勒克斯或更高的光照（晴天为 50 000 勒克斯），是帮助或重建健康昼夜节律的好方法。

第八章　激素与抑郁症

激素与抑郁症密切相关。许多疾病都伴随着激素水平的显著变化，而这些疾病也与抑郁症存在关联。当激素异常得到纠正时，抑郁症也会得到缓解。目前我们正在探索能够调节大脑激素（如 CRH）的释放来治疗抑郁症这一治疗方法，这是一个备受期待的新疗法。最近，在实验室环境中成功使用由大脑完全合成的神经类固醇激素治疗抑郁症，一系列关于此类物质的安全性、效果和速度的测试即将展开。

与此同时，我们了解到，大脑会在多种情境下产生和释放激素，包括应激情况。一些激素在抑郁症中发挥着明显的作用。

激素是由特定腺体或大脑或身体某一部位产生的化合物，它们会在血液循环中到达远端具有相应受体的部位。这些受体的分布使得激素能够协调复杂、相互关联的行为和生理反应。应激激素分泌紊乱会导致应激反应失控，从而诱发抑郁症。

激素的作用取决于受体分布情况。例如，睾酮与大脑、肌肉、喉部、皮肤和睾丸中的受体结合。这些结合位点构成了睾酮在男性攻击行为、增加肌肉质量和力量、深沉的声音、突出的面部特征和体毛以及男性勃起功能中的生理作用。血液中某些激素水平会影响行为和生理反应，甚至可能导致全身性疾病的早期发生，如冠心病、中风、2型糖尿病和骨质疏松症。

如前所述，患有内分泌疾病的人也经常抑郁，并且一旦内分泌紊乱得到矫正，抑郁症也会随之缓解。这种情况在甲状腺激素缺乏时同样适用。库欣病与极高水平的皮质醇相关联，通常也伴随着抑郁症，而当高皮质醇症状得到缓解时，抑郁症状也会减轻。

抑郁症与大脑和身体激素功能的关系让我着迷。在美国国立卫生研究院的头两年，我一直在研究它们之间的相互作用。然而，我最初对内分泌学的兴趣并非因其与精神医学的联系，我接触内分泌小组是因为我和妻子卡罗尔多年来一直为难以解释的不孕苦恼不已。

我们接受了大量检查，但未见成效。我决定尽可能多地了解生殖内分泌学，于是开始每周跟随美国国立卫生研究院的生殖内分泌学小组进行查房。总实验室负责人林恩·洛里奥克斯非常支持，并欢迎我参与。

女性内分泌学非常复杂，以至于对于女性生殖激素平衡中微小的缺陷，常规检测可能无法发现。卡罗尔同意我参与一些严谨的研究，包括连续72天采集她的血液，以寻找可能影响生育能力的生殖激素模式的微小变化。结果证明，她的生殖激素模式完全正常。

之后，卡罗尔被诊断出患有轻度子宫内膜异位症，这种病通常与子宫组织在子宫外沉积有关，尤其是在输卵管的部位。子宫内膜异位症患者很难怀孕，因为堵塞输卵管的子宫组织会阻碍精子到达卵巢。早前的一次手术显示，卡罗尔没有阻塞性子宫内膜病变，子宫外只有一些零散的小面积子宫内膜组织。

我当时正在一个内分泌实验室工作，实验室负责人发现子宫内膜异位症可能通过分泌对受孕有不利影响的化合物而促进不孕。于是，坚强的卡罗尔同意进行手术，以查看切除这些小斑块是否有助于解决不孕的问题。手术后两个月，卡罗尔怀孕了。我检测了她的血液，确认了她的激素水平符合怀孕状态。下班回家时我带了束鲜花，高兴地告诉她："卡罗尔，你怀孕了！" 9 个月后，她生下了一个健康的女儿。

内分泌研究组给我留下了极为深刻的印象，他们的工作让我着迷。我请求我的老板弗雷德·古德温允许我在内分泌科进行为期 3 年的研究。事实证明，这是我职业生涯中最正确、最重要的决定之一。

弗雷德是一位出色的科学和临床导师，也是美国顶尖的精神药理学家之一。他在开创性地推动锂剂治疗双相障碍方面功不可没，并证明锂剂是有效的抗抑郁药物。他在百忧解出现几年前就率先进行了美国第一款 SSRIs 的试验，并在抗抑郁药物应用于难治性双相障碍治疗方面做出了重要贡献；此外，他还将生物节律研究引入了临床中心的抑郁症研究。他培养的许多学生后来建立了卓越的实验室，并在美国许多领先的精神医学部门中担任了重要职位。弗雷德本人后来成为美国国立精神卫生研究所的主任。

在内分泌学研究小组中，我和林恩·洛里奥克斯建立了友好关系，并发展成为长期的友谊。他很高兴有一位神经生物学专家加入他的团队，因为他对大脑及其在协调全身内分泌功能方面的作用非常感兴趣。我们编制了一份精神疾病清单，这些疾病可以反映中枢神经系统激素的变化，其中包括抑郁症、神经性厌食症、强迫症和广泛性焦虑症。此外，正如之前提到的，甲减、库欣病和皮质醇缺乏症等内分泌疾病与重性抑郁障碍发作相关。这些疾病证明，抑郁症并不完全是个体的问题，而是一种由已知生物因素诱发的疾病。

这时，索尔克生物研究所的怀利·韦尔分离出了 CRH，这是一种关键的大脑激素，能够协调应激反应中的许多行为和生物成分。CRH 具有高度兴奋性，正如我所指出的，它能产生焦虑、与恐惧相关的行为、高度关注产生焦虑的刺激、炎症（抑郁症的一个主要特征）、分泌应激激素皮质醇和去甲肾上腺素，以及抑制睡眠、进食和性行为。所有这些都是精神性抑郁症的特征。

怀利请林恩·洛里奥克斯启动研究 CRH 在人类健康和疾病中的调节和作用。我是小团队的联合负责人，被要求带头开展研究。30 多年来，我的同事乔治·克鲁索斯和我建立了非常密切的关系，与其说我们是合作者，不如说像兄弟一般。乔治是我见过的最聪明的人之一，多年来他培养了多种复杂的知识兴趣。

我们将 CRH 引入临床医学，开发出证明 CRH 调节人体应激激素皮质醇分泌的方法，并研发出开创性的诊断测试，以揭示与 CRH 失调相关的多种疾病的发病机制。我们设计的许多测试至今仍是抑郁症和内分泌临床治疗的核心。例如，我们开发了一种诊断测试，用于识别与高皮质醇水平相关的抑郁症，而高皮质醇水平是由小型垂体瘤引起的库欣病的高皮质醇血症，这种垂体瘤通常难以被检测。在此之前，通常需要进行垂体手术来确认库欣病。乔治和我不得不连续几个月隔夜轮流进行研究，以开发出这种诊断测试。

在这段紧张的时间里，我的妻子和孩子去看望她的父母，度过了一个漫长的周末，而我则留在家里完成一篇我答应在 3 天内寄出的论文。最后一天，我熬夜完成了论文。突然间，我意识到抑郁症反映了应激反应出了问题。我对这个想法感到兴奋，但同时也感到一丝寒意，就像我正在患上类似流感的综合征。我发现暖气停了，房子里的温度降到了 4 摄氏度左右。我因为工作太过专注，没有去检查这类事情。

大约一年后，我首次证明了 CRH 在精神性抑郁症中的过度分泌。CRH 会导致精神性抑郁症的多种行为和生物学表现，包括焦虑、恐惧相关行为、皮质醇和去甲肾上腺素水平过高、炎症、睡眠、食欲和性功能下降。CRH 还参与了与压力或减肥相关的月经停止。此外，我和我的同事还发现，极高的 CRH 水平会破坏脑细胞。这一发现是几行数据中的第一行，表明抑郁症是应激反应出了问题。

我在内分泌学团队的工作还包括与世界著名药物化学家肯纳·赖斯（Kenner Rice）合作，他研制出了第一种合成麻醉剂可待因。肯纳出生在弗吉尼亚州的泰德沃特，离我成长的地方不远，虽然当时我们互不相识，但我们对在那里的经历有着许多共同的回忆。我们和乔治一起合成了一种重要的新制剂，我们称之为"安他拉明"（antalarmin），它能阻断 CRH 在大脑和体内的作用，对抑郁症以外的多种精神疾病有一定疗效，包括神经性厌食症、焦虑症和强迫症。我们与其他研究人员分享了安他拉明的研究成果。如今，已有 280 多项关于安他拉明的研究表明，CRH 在多种形式的压力、焦虑和抑郁症动物模型中发挥着关键作用。一些人使用 CRH 拮抗剂治疗抑郁症的首次试验失败了，但这些试验的设计并不完善。目前，我们正在进行一项大型研究，探索 CRH 在抑郁症中的作用，研究方案经过精心设计，以避免其他研究的不足之处。

与抑郁症有关的另一种重要物质是皮质醇，我们通常认为它是一种应激激素。皮质醇及其与谷氨酸氨基酸的相互作用与大脑在面对反复压力暴露时的反应有关。高皮质醇水平会引起兴奋、血糖增高、刺激交感神经系统的活动、增加心脏收缩的强度，甚至会破坏脑细胞。

盐皮质激素是皮质醇的"嫡系表亲"，在肾上腺和大脑中产生。两项研究发现，盐皮质激素氟氢可的松能增强抗抑郁药物的疗效，并能改善年轻抑郁症患者的记忆力和执行功能。

让我们来仔细看看与抑郁症的生物学特性最相关的一些激素。

血液和大脑中的胰岛素

其中一种特别重要的激素是胰岛素。糖尿病患者都知道，胰岛素失衡会导致死亡。尽管胰岛素对大脑有很多影响，但大脑几乎不产生胰岛素。相反，大脑中的胰岛素是在体内产生并输送到大脑的。皮质醇水平升高会抑制胰岛素进入大脑。

胰岛素受体信号传导与突触密度相关，胰岛素受体维持突触密度，当胰岛素受体被移除或受损时，突触密度会降低。研究表明，胰岛素在情绪记忆中枢和其他部位的神经可塑性中发挥着关键作用。

许多间接数据表明，抑郁症患者随着血液皮质醇和（或）血液胰岛素浓度的升高，大脑中的胰岛素信号会减少。可以通过鼻内注射胰岛素来验证这一假设。

雌激素和黄体酮

精神性抑郁症女性患者体内的雌激素水平通常会下降。与女性抑郁症相关的一些突触功能障碍很可能是由循环雌激素水平降低引起的。相比之下，激活雌激素受体会增加神经纤维的大小和分支，并与改善情绪记忆中枢处理任务时的表现有关。雌激素能提高快感和奖赏中枢的反应能力，而压力则会降低雌激素的生物效应。研究还表明，雌激素能防止神经变性，减少大脑免疫细胞的炎症反应，减轻焦虑和抑郁，促进认知；此外，雌激素还能调节动物情绪记忆中枢突触的可塑性。

CRH 及其产生的高皮质醇水平会抑制雌激素。抑郁女性通常会月经停止，而这一问题通常会在抑郁症康复后得到解决。

神经类固醇是完全由大脑产生的化合物，但与肾上腺产生的许多类固醇相同。四氢孕酮（allopregnanolone）是一种神经类固醇，是治疗产后抑郁症最有效的药物。四氢孕酮在结构上与黄体酮相似，具有类似黄体酮的作用。由于许多人认为产后抑郁症往往与婴儿出生后黄体酮的大幅下降有关，因此四氢孕酮在治疗产后抑郁症方面具有合理性。

雄激素

雄激素是一组调节男性青春期开始、促进生长和生殖功能、影响第二性征（如毛发生长和肌肉发育）并对大脑和行为产生多重影响的激素。雄激素受体广泛分布于大脑中，但在杏仁核、快感和奖赏中枢以及前额叶皮质（包括控制中枢）中，雄激素受体的浓度尤其高。

睾酮与攻击行为的关联部分反映了它对减少杏仁核与前额叶皮质组成部分间的连通性的影响，而前额叶皮质是参与冲动控制和有效自我调节的器官的一部分。

雄激素对情绪记忆中枢的结构和功能有着深远的影响。男性雄激素缺乏会导致记忆中枢的缩小，而雄激素的应用，部分是通过刺激 BDNF，增加神经可塑性。

高于正常范围的高剂量睾酮可以治疗男性抑郁症状，但这些剂量过高，无法长期安全使用。

雄激素还能激活快感和奖赏中枢的多巴胺神经元，有可能导致不适应性的过度寻求奖赏，比如我们在躁狂症中看到的情况。

甲状腺

甲状腺激素与大脑、皮肤、头发、喉部、肌肉和心脏的多个部位结合，在决定代谢率方面发挥着重要作用。长期以来的研究结果表明，甲状腺的活动和调节与抑郁症有关，并有助于抑郁症的治疗。甲状腺激素对情绪记忆中枢神经元的生长和健康至关重要。此外，甲状腺激素还能与大脑中的血清素产生协同作用。

关于甲状腺激素对大脑的影响，人们已经从甲减患者身上学到了很多。成年甲减患者杏仁核中的皮质醇受体会增加，这与恐惧记忆的增强和恐惧记忆的消退有关。补充甲状腺激素后，这些异常现象就会逆转。如前所述，甲减与情绪记忆中枢的萎缩有关，这很可能是导致甲减诱发抑郁症的一个原因。

总的来说，甲减的症状包括抑郁、记忆力减退、皮肤干燥、头发稀疏、声音嘶哑、肌肉无力、心率减慢、代谢率降低和体重增加。

甲状腺功能亢进症（简称甲亢）也会严重影响情绪，其症状可能包括抑郁、焦虑、恐慌、睡眠障碍和易怒。更常见的是，甲亢还可能诱发躁狂症。甲亢患者的情绪记忆中枢明显小于健康人，他们的情绪记忆中枢与控制中枢之间的连接性也显著降低。抑郁症患者的连通性也有类似的降低。连通性丧失最严重的患者的抑郁和焦虑症状也最严重。

情绪记忆中枢与前额叶皮质不同区域之间失去联系会导致社交认知和情绪调节方面的问题。这种联系对于决策和情绪处理至关重要，因此缺乏联系可能会进一步导致情绪不稳定。

最引人注目的发现是，甲亢与杏仁核的大小和神经可塑性的显著下降有关。减小的幅度与躁狂状态下的减小幅度相似。这可能是服用甲状腺药物能提高抗抑郁疗效的原因之一。

彼得·怀布罗（Peter Whybrow）是我在美国国立卫生研究院的好友和同事，他后来成为加州大学洛杉矶分校精神医学主任。他的研究表明，在服用抗抑郁药物的双相障碍耐药患者中，大剂量甲状腺激素可以逆转快速循环患者的 PET 扫描异常，患者也从快速循环中恢复过来。彼得随后发现，大剂量的甲状腺激素有助于患者在不接受其他治疗的情况下自行解决双相障碍问题。甲亢使杏仁核缩小可能是这些发现的原因之一。

彼得为我们了解抑郁症患者的甲状腺激素功能及其在治疗耐药性抑郁症中的应用做出了重大贡献。在治疗一位女性抑郁症患者时，彼得注意到她在成功接受抗抑郁治疗后又复发了，因为她患上了甲减。她最初对甲状腺替代剂量没有反应，但对自己服用的甲状腺激素剂量感到困惑。

她服用了过量的甲状腺药物，从而彻底治愈了抑郁症。

彼得和他的同事阿瑟·普兰格开始向抗抑郁药物部分的患者添加一定剂量的甲状腺激素，使他们的甲状腺功能正常。大量对抗抑郁药物有部分反应的患者的病情得到完全缓解。

我希望这种方法可以帮助我的患者贝蒂·史密斯。贝蒂于 1986 年来到美国国立卫生研究院，患有精神性抑郁症。她的抑郁症始于两年前，当时她与相恋 4 个月的未婚夫分手。她曾在 4 年前订过婚，但那段感情也走到了尽头。现在她已经 40 岁了。

25 年前，贝蒂失去了她的父亲，父亲是她生命中唯一一始终支持她的人。在父亲去世后，贝蒂第一次患上了严重的精神性抑郁症。总的来说，她对生活完全失去了信心。在抑郁的大部分时间，她都处于失业状态，这让她更加没有信心。

在任何冲突中，贝蒂也极少表达自己的愤怒或痛苦。在她的成长过程中，她的姐姐一直都是个大嗓门、很强势的人，她经常对贝蒂大喊大叫，无理取闹，而且拒绝听取贝蒂的任何解释。贝蒂被她吓坏了，不知所措。她们的母亲几乎总是站在姐姐一边，对贝蒂的爱护和支持远不如父亲。

贝蒂来到美国国立卫生研究院时，她经常会有自杀的念头，并表现出明显的自杀倾向，因此我们安排了全天候的持续护理。我每周与贝蒂进行 3 次心理治疗，逐渐深入了解她，并与她建立了牢固的关系。

她经常保持沉默，有时几乎沉默不语，她无法忍受目前的生活。她参与了多个研究项目，包括多种神经影像学研究、分子遗传学测试、全天候激素采样、脊髓液中神经递质和 CRH 水平的监测，以及多个代谢和免疫功能研究。

团队决定采用百忧解进行治疗。在中等剂量下，贝蒂对此有了部分反应。然而在最高剂量下她感觉更糟。因此，剂量又被调整回中等水平。

贝蒂加入了我们的方案，增加了适量的甲状腺激素。

此前我们对贝蒂的治疗并未取得成功，她也不太愿意尝试其他疗法，以免再次失望，但最终她还是同意了。

在经过 5 天的甲状腺激素治疗后，贝蒂开始出现了反应，而且效果非常显著。

贝蒂依然对生活中未解决的问题感到忧心，但她不再感到绝望或有自杀倾向。她开始期待能做一些让她快乐的事情，比如去听古典音乐会。她也开始重新和朋友联系，睡眠和食欲都逐渐恢复正常。

贝蒂对我们的心理治疗方案非常感激，并且渴望在出院后继续治疗。我们把她转介给了一位前同事，他是一位特别优秀的心理治疗师，相信可以帮助贝蒂解读她生活中的主要冲突，减少抑郁症复发的可能性。

重性抑郁障碍和双相障碍都与大脑和全身激素水平的变化有关。显然，在贝蒂的治疗中使用激素非常有效。除了使用的激素外，还有哪些激素可以用于治疗，以引发积极的行为反应呢？探索这个问题是当今生物精神医学中最令人激动的前沿研究之一。重性抑郁障碍和双相障碍可能是临床医学中最复杂、最普遍的多内分泌病。随着我们越来越了解激素在抑郁症中的作用，未来可以开发新的基于激素的治疗方法，这些方法可能在治疗重性抑郁障碍和双相障碍方面发挥关键作用。

第九章　抑郁症的实质损害

　　抑郁症期间激素分泌的变化、交感神经系统的调整以及炎症会产生多种长期身体上的后果。解答抑郁症的难题不仅是令人着迷的科学探究，还需认识其对健康的深远影响。我所提到的不仅是医疗护理和治疗的花费，尽管这些开销本身也不容忽视，更重要的是它们对个体整体健康的损害。患有重性抑郁障碍或双相障碍的人更容易罹患严重疾病，如早发冠心病、糖尿病、中风和骨质疏松症。研究发现，患有重性抑郁障碍的人平均减少了 7 年寿命，而双相障碍患者的寿命可能减少 10 年甚至更多。这种寿命的减少并非由吸烟、高血压、肥胖或自杀造成。

　　女性患重性抑郁障碍的概率几乎是男性的两倍。在一项涵盖了 1988—1994 年的综合研究中，第三次全美健康与营养检查调查表明，患有抑郁症并尝试自杀的女性患冠心病的风险增加了 15 倍。此外，40 岁之前经历心脏病发作的年轻女性，先前患有抑郁症的可能性是其他人的 6 倍。

　　考虑到抑郁症影响了 15%～20% 的人口，并且世界卫生组织将抑郁症列为全球第二大致残疾病，应对这一问题便构成了一场公共卫生危机。

冠心病

早在 350 多年前，威廉·哈维（William Harvey）就观察到负面情绪对心脏有不利影响；但直到 20 世纪 30 年代，才有极少科学证据支持这一观点。随后，两项对精神病患者的长期研究发现，抑郁症确实是人类早逝的风险因素，尤其是与冠心病有关。即便如此，直到 20 世纪 80 年代末，医生似乎并未深入探究这些观察结果。直到有关抑郁症在冠心病中的作用引起了广泛关注，一系列文章发表后指出，抑郁症明显增加了患有抑郁症的个体罹患心脏病的风险，且这种风险是独立于高血压、吸烟、肥胖或其他影响健康的风险因素。这才引起了医学界的兴趣。

一项涵盖了 106 628 名受试者的研究显示，抑郁症患者罹患冠心病的概率增加了 80%。相比之下，抑郁症患者的心脏病和整体死亡率是非抑郁症患者的两倍。有些研究发现，有明显生理症状（如睡眠和食欲紊乱）的抑郁症患者，比那些主要表现为情绪和认知问题的患者更容易罹患冠心病。

抑郁症患者存在许多已知增加罹患冠心病的风险因素。其中最主要的是炎症，这是抑郁症的常见症状，也是冠心病的重要风险因素。炎症过程显著促进了动脉血管斑块的形成，从而导致血管狭窄。

我们的研究表明，抑郁症患者呈现出多个指标，这些指标暗示着凝血增加和血块清除减少，是冠心病和中风的明确风险因素。其他研究也指出，抑郁症患者血小板黏附明显增加。

此外，我们和其他研究团队发现，抑郁症患者的血浆皮质醇水平全天都显著升高，这加剧了炎症、血压和心率，并增加了细胞耗氧量。皮质醇的增加不仅加剧了血管和心脏对去甲肾上腺素的反应，还导致胰岛素抵抗，这也是抑郁症患者中发现的冠心病的另一个风险因素。

睡眠不足增加患心脏病的风险。精神性抑郁症的一个显著特征是失眠，通常表现为凌晨早醒。男性低血液睾酮水平可能是冠心病的一个风险因素，而患有抑郁症的男性睾酮水平较低。同样，血液中维生素 D 含量低是冠心病的一个风险因素，而抑郁症患者的维生素 D 含量则普遍不足。

考虑到这些风险因素，抑郁症患者患冠心病、心脏病发作、心脏病致死率以及全因死亡率显著增加并不奇怪。抑郁症患者患冠心病和心血管疾病的风险与未经治疗的高血压患者相当，但很少有医生会特别筛查抑郁症患者是否存在隐匿性心脏病。

2 型糖尿病

在一项涵盖范围广泛的研究样本中，抑郁症患者患 2 型糖尿病的风险增加了 41%。最近的一项研究涉及 6916 名受试者，显示了更高的概率：在抑郁症患者中，糖尿病的发病率增加了 60%。

抑郁症患者患 2 型糖尿病的多个风险因素中，炎症是一个重要因素。像细胞因子这样产生炎症的化合物会显著降低胰岛素受体对胰岛素的反应，导致胰岛素抵抗，并显著增加血糖浓度。

全身脂肪的显著增加加剧了 2 型糖尿病的发病率。我们发现，与年龄和体重指数相匹配的健康女性相比，患有抑郁症的女性的总体脂肪显著增加，而瘦体重显著减少。而激素异常，如皮质醇水平高，对这些变化也起到了一定作用。

中风

在一项排除了明显高血压、糖尿病和吸烟者的大规模研究中，发现抑郁症患者患中风的风险比非抑郁者高 30%。

另一项研究汇总了 1998—2010 年间每两年对 16 178 名 50 岁及以上受访者的数据，再次排除了有明显高血压、2 型糖尿病或吸烟习惯的个体。这项研究表明，在两次连续访谈中被调查的抑郁症患者首次中风的可能性是没有抑郁症个体的两倍以上。研究还发现，首次访谈中的抑郁症患者，待其康复后再次访谈，他们的中风风险仍比非抑郁者高 66%。

我们首先发现抑郁症患者出现了血液凝固的增加，而导致血凝块增多的凝血级联反应明显增加了其中风的风险。许多抑郁症患者的血糖水平显著升高，虽然他们未达到 2 型糖尿病的标准，并且血压升高也未超出正常范围，但这样也会增加中风的风险。此外，研究还表明，抑郁症患者在静息状态和轻微应激物反应中的去甲肾上腺素水平显著升高。去甲肾上腺素是促使血流收缩的强力刺激物，这会降低向脑细胞输送氧气的量。此外，去甲肾上腺素还显著提高了大脑对氧气的需求。

炎症是脑动脉粥样硬化和冠状动脉粥样硬化的另一个风险因素，这显著增加了患者中风的风险。

房颤是一种心律不齐的心律失常，在抑郁症患者中的发生率很高，并且在抑郁症患者中更难治疗，尤其是那些患有治疗抵抗性疾病的抑郁症患者，这也增加了他们中风的可能性。房颤会增加患者心房和心室中血块的负担，这些血块会被输送到大脑，从而堵塞脑动脉。

骨质疏松症

骨质疏松症是一种骨骼疾病，伴随着骨量和结构的丧失，增加了骨折的易感性。《新英格兰医学杂志》有研究报告表明，即使是处于绝经前期的女性抑郁症患者，其患骨质疏松症和骨密度丧失的概率也显著增加。

骨骼在不断形成和分解的循环中维持着有效的骨量和强度。随着旧骨被吸收，新骨即将形成。

我们发现抑郁症患者的血浆皮质醇水平显著增加——皮质醇大大增加了骨吸收，同时减少了骨生成，导致骨质流失。许多患者因使用类固醇而患上骨质疏松症。

我们还发现抑郁症患者的血浆骨钙蛋白会减少，这通常有助于骨生成并减少骨吸收。

我们在精神性抑郁症患者中发现其去甲肾上腺素水平升高也会增加患骨质疏松症的风险。

炎症对骨质疏松症有很大的贡献。在典型的骨质疏松症中，脊柱的骨质流失大于髋部。而在我们的抑郁症患者中，髋部的骨质流失大于脊柱，这正是"炎症是骨质疏松症的重要推动因素"的一种表现。因此，炎症很可能是导致抑郁症患者骨密度下降和患骨质疏松症的主要因素。

那么，抑郁症是否与更高的骨折风险相关呢？针对这个问题的 14 篇科学论文进行了汇总分析后发现，欧洲抑郁症患者骨折风险增加了 70%。在美国的相关研究中，抑郁症患者的骨折风险比健康受试者高出 37%。

儿童和青春期抑郁症患者的骨质疏松症

研究发现，儿童和青少年患抑郁症的情况呈现出和成年人相似的皮质醇水平和炎症指标的增加。因此，这些患者骨密度也明显下降。青春期是骨质流失的敏感期，成年人约有 25% 的骨矿物质含量是在青春期前后两年内形成的。但截至目前，尚未有正式研究调查患有抑郁症的儿童和青少年的骨密度状况，这一点有些遗憾。因为骨质疏松症可采取有效医疗干预措施，这或许对预防儿童和青春期抑郁症很重要。

抑郁症不仅是一种心理疾病，还涉及多内分泌失调和全身性炎症。多个系统受影响，导致身体过度产生炎症性物质。抑郁症不仅影响大脑，还导致身体的多个主要生理系统紊乱，并诱发多种全身性疾病，如冠心病、中风、糖尿病和骨质疏松症。当然，遗传、生活方式的选择和其他风险因素都可能决定一个抑郁症患者是否会患上如上疾病。不幸的是，这类疾病大都同时存在于同一个人身上。

可见，仔细审视抑郁症对中枢神经系统和全身多器官系统的广泛影响十分重要。抑郁症不仅是一种全身性疾病，还是一种极大影响心理和身体的超级全身性疾病。所以抑郁症目前在全球范围内是致残的第二大原因。令人难以理解的是，抑郁症的医疗保障不如其他不那么严重的全身性疾病全面。

随着我们对抑郁症涉及系统的了解越来越深入，解决这一顽固疾病的根源可能会变得更加困难。但我们每天都在不断发现抑郁症的基础生理机制和相关尖端治疗方法。同时，日常习惯的简单改变也能帮助我们预防和缓解抑郁症的症状。例如，规律的作息时间、养成固定的睡眠和起床习惯、持续的锻炼（即使是每天进行 10 分钟的步行等低强度活动）、健康饮食、记录饮食日志并抽空反思，这些措施都有助于预防或缓解抑郁症的症状。

第十章　当孩子陷入困境时

　　有时候，抑郁症有时会在非常年幼的孩子身上显现。在 3~11 岁的儿童中，有 2%~3% 的孩子会患上抑郁症。儿童抑郁比正常的悲伤情绪更严重，会严重干扰孩子的身体功能。现在我们了解到，3~4 岁的孩子能够经历更为复杂的情感经历，比我们所想的更加丰富。他们也会经历成年人在抑郁症中所察觉到的情绪，比如内疚和羞耻。这往往伴随着比成年人更为明显的易怒情绪、强烈的孤独感、社交兴趣的丧失、对拒绝更加敏感，以及食欲和睡眠的变化。其他问题还包括注意力难以集中、对社交活动缺乏兴趣、疲劳、无聊感，以及严重的悲观情绪。

　　对患有抑郁症的儿童，相关的神经影像学研究相对较少，但研究结果并不奇怪，与成年人的发现相似：儿童情绪记忆中枢的大小显著减少，整体大脑尺寸也略有下降。一级亲属（父母或兄弟姐妹）患有重性抑郁障碍的孩子显示出其调节中枢缩小，而杏仁核变大。这些变化与成年抑郁症患者的情况相似，对症状也有着显著的影响。

　　轻度抑郁症的儿童通常仅采用心理治疗。如果其抑郁症状在 6~8 周内没有开始改善，或者症状加重，医生可能会建议患儿使用抗抑郁药物。

中度至重性抑郁障碍的儿童通常需要心理治疗和一种或多种药物，即联合疗法。联合治疗可以减轻症状，改善患儿与亲友的关系，还可以提高其自信心和有效应对变化的能力。

遗憾的是，3~11 岁的儿童中也会出现双相障碍。在儿童身上，其躁狂状态会伴随自大、思维奔逸、心境高涨、睡眠需求减少，甚至比成年躁狂症患者更为易怒。令人困惑的是，儿童双相障碍所具有的严重慢性易怒、高度兴奋和过度反应特征也可能出现在注意缺陷多动障碍中。双相障碍和注意缺陷多动障碍的一个区别是，躁狂在双相障碍中是间歇性的，会在抑郁发作和明显缓解期交替出现；而在注意缺陷多动障碍中，症状是持续的，没有间断。

儿童的双相障碍可以有效地使用锂剂进行治疗，也可以使用抗惊厥药物，通常最好避免使用抗抑郁药物，因为它们可能诱发躁狂症状。

青春期抑郁症与双相障碍

据统计，2014 年约 200 万名美国 12~17 岁的青少年，在过去一年中至少经历过一次严重的抑郁症发作——这个数字占 12~17 岁人口的 8.2%。惊人的是，20% 的青少年在其青春期期间至少经历了一次严重的抑郁症发作。这种严重疾病是这个年龄组的第二大死亡原因。

青春期抑郁还预示着其成年后一系列的心理健康障碍，包括焦虑障碍、药物滥用障碍和双相障碍。

在青春期，女性患重性抑郁障碍的比例比男性高出两倍，这种现象并不是因为男女求助模式或报告症状的不同。尽管孩子在青春期后抑郁症发病率的原因尚不清楚，但青春期的抑郁与女性激素变化相关，而非年龄。

遗传在青春期抑郁的易感性中扮演了重要角色。一级亲属患有抑郁症的患者，其抑郁风险增加了 4 倍。然而，基因并不能决定命运，基因与环境的相互作用也非常重要。遗传易感性可能会增加你对逆境的敏感性或无法应对逆境，但它也可能增加你首先暴露在高风险和高压环境中的概率。

青春期抑郁症表现出了与成年人相似的变化，包括其控制中枢的大小和活动减少、杏仁核的大小和活动增加、情绪记忆中枢的缩小，以及快感和奖赏中枢的增大但反应性下降。这些变化在经过有效的心理治疗和药物治疗后是可以逆转的。

美国食品药品监督管理局已经批准百忧解和来士普用于治疗青春期抑郁症。除非患者的临床病情非常严重，导致其丧失行为能力或自我伤害风险增加，否则大都推荐尝试心理治疗作为首要治疗方案。对于成年人，我们知道心理治疗与药物联合治疗是最有效的治疗策略，单独药物治疗，没有心理治疗辅助的方案不被推荐。一些研究表明，即使在心理治疗的情况下，药物仍会增加青少年自杀企图的风险。即便如此，在青少年患有重性抑郁障碍的情况下，使用药物的好处仍然远远超过风险。

2%~3% 的青少年会患上双相障碍，接近成年人的发病概率，其症状也相似，包括自大感、思维奔逸、精力增加、睡眠需求减少、过度易怒、冲动和性欲亢进。用于治疗青少年双相障碍的药物与成人使用的相似，包括锂剂、抗惊厥药物和特定抗精神病药物。同样，心理治疗应始终是治疗的重要组成部分。必须仔细观察所有患有双相障碍的青少年的自杀倾向。鉴于他们的年幼，患有双相障碍对他们来说是一个严重的打击，并将改变他们对未来生活的看法。

这或许是最令人心痛的统计数据：每年，每 100 万名儿童中就有 8 名死于自杀，每年有超过 4000 名青少年自杀。这些数字比全球同龄群体因意外事故、战争和谋杀导致的死亡人数还要高。自杀的预警信号和风险征兆包括焦虑、不安、睡眠障碍、自我贬低、绝望、以及无力。有自杀倾向的青少年还可能会赠送或扔掉自己珍爱的物品，沉迷于死亡主题的音乐，疏远朋友和日常活动，甚至忽视自己的外表。风险因素包括生化、心理或社会经历，比如受到欺凌、有严重抑郁、双相障碍及自杀的家族史。

今天的社会，在谈论自杀风险方面已经取得了长足进步，但我们仍需不断加强自身的意识。年轻人的家长或相关的成年人都应该准备一个自杀预防计划，记下医生、专业人员和机构的联系方式，并将这些信息录入手机。如果你怀疑一个年轻人有自杀的可能性，那么你应该清除所有他们可能拿到的致命物体，寻求学校支持团队的帮助，并坦率地对其进行询问。询问某人是否有自杀念头并不会增加他的自杀风险。通常，孩子会因为有人关注他们而感到宽慰。我们要做好准备并积极采取行动。如果情况紧急，务必带上孩子去最近的医院或急诊室。如果孩子不愿合作，请及时报警。请认真对待这个问题，因为孩子的生命可能岌岌可危。这些问题有时需要专业干预。幸运的是，经验丰富的临床医生和研究人员正在不断探索更有效的治疗方式，其中也包括越来越多的年轻人。

第十一章　双相及相关障碍

在最新的有关抑郁症发病机制的惊人数据出现之前，我们对双相及相关障碍的病因知之甚少，对其症状更是一无所知。我们对这些疾病认识的不足直接影响了治疗的效果。现在，我们可以为那些饱受这种破坏性抑郁症的患者提供治疗。

根据最新的重大突破，我们现在知道，双相障碍与散布在整个应激系统中，产生躁狂行为的关键结构的大小和活动的大量改变有关，这种改变令人吃惊。其中包括前额叶和边缘系统区域的变化，这些变化会导致双相障碍的症状，损害维持目标适当的反应选择、对抗冲动和克制不计代价地追求快乐的精密系统。

新的突破性研究还发现，大脑中有一个有助于在抑郁和躁狂之间进行切换的区域、默认模式网络的病理变化及其与其他主要网络的关系，以及有关躁狂发作时发生的关键神经递质变化的全新数据。

最近的基因研究还发现了一些关键的基因突变，包括 CLOCK 基因的突变，这些基因突变导致了双相障碍和躁狂症期间生物节律的多重紊乱，躁狂症患者在躁狂发作期间，可能持续数天失眠。汤姆·韦尔现已提交了对 20 名双相障碍患者追踪数月至数年研究的数据，发现这些患者的情绪周期与月球节律有关。此外，科学家还发现了许多患者受锂剂和抗惊厥药物显著影响的表观遗传变化。

直到最近，双相障碍中唯一已知的神经递质异常，是躁狂发作时多巴胺活性的增加，这也是导致双相障碍患者专注于快乐刺激和体验的原因。最近，科学家还发现了有关谷氨酸和 GABA 系统的异常，为多种新型抗抑郁药物和抗躁狂药物提供了研发条件。

双相障碍是一种特殊类型的情绪障碍，难以治愈。双相障碍患者占全球总人口的 2%~4%。与重性抑郁障碍相比，双相障碍对男性和女性的影响相当。双相障碍最常见于 16~24 岁的青少年，但也可能在人生的任何阶段首次出现。这种疾病具有高度遗传性：如果两个同卵双胞胎中的一人患有双相障碍，那么另一人患有双相障碍的可能性高达 80%。双相障碍患者一级亲属的发病率会增加 10 倍。即使是未受影响的家庭成员，也可能在未被确诊的情况下表现出躁狂症的微妙迹象和症状。

双相障碍是一种慢性、反复发作的疾病，通常有 3 个阶段：抑郁期、躁狂期和明显的恢复期。双相障碍患者的抑郁多为非典型抑郁，而非精神性抑郁。虽然双相障碍可能与重性抑郁障碍的抑郁发作相似，但双相障碍患者在一天之内会出现明显的情绪不稳定，这可能会导致患者不安或迷茫。虽然研究尚未确定，但双相障碍所改变的基因可能远远多于重性抑郁障碍，这可能是导致治疗困难的原因之一。

一般不建议仅用抗抑郁药物来治疗双相障碍，因为药物很容易诱发躁狂症。最近，临床医生发现抗惊厥药物拉莫三嗪（Lamotrigine，商品名利必通）对治疗双相障碍患者有一定疗效，并认为这是一个重要的突破。目前市场上销售的另外两种药物鲁拉西酮（Lurasidone，商品名罗舒达）和卡利拉嗪（Cariprazine，商品名 Vraylar）也显示出治疗双相障碍的部分疗效。尽管有了这些发现，双相障碍仍然比重性抑郁障碍更难治疗。

与双相障碍中的抑郁不同，躁狂症的另一面是过度的情绪反应、易怒、冲动、执着地追求快乐，以及难以表达适当的情绪反应。躁狂症还常常伴有性欲亢进、睡眠需求减少、在表达无关的想法时缺乏连贯性以及好大喜功。许多处于躁狂状态的人还会精力充沛、创造力增强和兴奋。在少数情况下，躁狂症会伴有精神病性思维和幻觉，因此有时很难与精神分裂症区分开来。躁狂症也可能与抑郁症并存。这种情况被称为混合状态，可能会特别危险，因为躁狂症的能量会引发抑郁症的自杀倾向。

我们现在了解到，在双相障碍康复期间，患者的症状仍然存在，尤其是认知障碍可能会逐渐加重。双相障碍的许多其他特征也会随着时间推移而加剧，包括免疫功能障碍、氧化应激引发细胞损伤、BDNF 减少和作用受阻，以及神经发生和神经可塑性的丧失。要想从根本上了解双相障碍，并找到治疗双相障碍的最佳方法，就需要研究双相障碍如何影响了大脑、大脑内部的分子，以及与之相关的基因突变。

双相障碍患者的脑组织大小与活动变化

双相障碍与大脑多个区域组织的损失有关，这些神经退行性变导致了大脑功能的改变。这一发现为"抑郁症是神经退行性疾病"这一观点提供了依据，其中许多发现都是令人兴奋的新突破。

抑郁的双相障碍患者，其前额叶皮质的控制部分萎缩，比重性抑郁障碍患者更严重。由于控制中枢通常会抑制杏仁核，因此双相障碍患者的杏仁核会增大并过度活跃。快感和奖赏中枢活动减少的程度也比重性抑郁障碍患者严重，因此双相障碍的快感缺失症状一般更为严重。情绪记忆中枢的体积和组织明显减少。

当一个人处于躁狂状态时，控制中枢会增大并变得更加活跃。控制中枢通常会约束杏仁核，因此其增大会抑制杏仁核的效应。这导致了由杏仁核介导的恐惧减少，而正常情况下这种恐惧有助于克制不当行为。同时，更大更活跃的控制中心也会增加快感和奖赏系统的活跃度，推动双相障碍患者不断追寻并过度反应愉悦刺激。

躁狂发作的个体，其前额叶皮质结构——负责情绪调节和抑制冲动——往往比重性抑郁障碍患者的结构更小、活跃性更低。前额叶皮质的一个关键区域位于眼睛后方，对于在做决策时（如比较不同选择的相对价值）起着重要作用。其活动减少会导致躁狂者做出不符合自身最佳利益的冒险决策。

前额叶皮质另一个部分靠近控制中枢，在控制思维情绪方面发挥认知控制作用，而在躁狂状态下其大小和活动都明显减少。这个区域也为杏仁核提供调节性反馈，其大小和活动减少导致了杏仁核对不适当行为的控制减弱，特别是冲动行为。这个区域的萎缩还加剧了这一现象，因为该结构中覆盖神经纤维的细胞数量减少了30%，这进一步损害了其功能，因为这些纤维的神经传导功能受损。换句话说，行动要更加慎重的信息无法传递到位。

躁狂症患者前额叶皮质的另一个萎缩区域与反应抑制和目标反应选择有关。该区域活动减少的程度与上次躁狂发作的持续时间直接相关。在快速循环型躁狂症患者中，前额叶皮质这一特定区域的细胞密度比其他情绪状态下的细胞密度减少得更严重。因此，快速循环型双相障碍极难治疗也就不足为奇了。

总之，这些缺陷导致了躁狂症患者易怒、鲁莽、过度沉溺于享乐、难以表现出适当的情绪反应、言语不连贯、认知和注意过程受损。这些都是躁狂症患者的特征，会严重损害躁狂症患者的功能。

初步数据表明，前额叶皮质的缺陷根据其存在于右侧或左侧而代表不同的临床状态。右侧前额叶皮质眼球后方的结构只有在躁狂时才会出现明显的活动不足。相反，左侧前额叶皮质眼球后方的结构活动不足只发生在抑郁症时期。

与双相障碍有关的另一个大脑区域是脑岛，它的许多功能都与大脑中的网络有关。第一个网络是默认模式网络，它主要关注自我价值评估等问题；第二个是突显网络，其功能是在多种内部和外部刺激中识别最相关的刺激；第三个是中央执行网络，它帮助我们处理信息和做出决策。在正常情况下，这些网络协同工作，因此，在大多数情况下，它们都不会产生过大的影响。但在抑郁期间，默认模式网络（它消极地关注自尊等问题）会明显主导突显网络和中央执行网络。此外，最近的研究有力证明，在躁狂症期间，突显网络占主导地位，并压制其他网络。

在从抑郁到躁狂的转换过程中，由脑岛介导的默认模式网络会向突显网络过渡，注意力明显从只关注自我转向只关注外部世界。这是双相障碍自然病史中极为重要的事件，而确定促进这一转变的介质也是双相障碍研究的最重要目标之一。

与双相障碍关系最密切的神经递质

如前所述，谷氨酸是迄今为止中枢神经系统中最丰富的神经递质，它传导着大脑中 50% 神经元的神经传递。谷氨酸在双相障碍患者前额叶皮质的几乎所有功能障碍中都扮演着重要角色。在严重的慢性压力或创伤期间，谷氨酸系统会被过度激活，导致神经快速放电，从而耗尽能量并死亡。这使得剩余神经元的谷氨酸消耗殆尽。正如我稍后指出的，氯胺酮等速效抗抑郁药物会在控制中枢和情绪记忆中枢中适度释放谷氨酸，从而产生连锁反应，有效对抗抑郁状态。

GABA 是另一种在双相障碍中发挥积极作用的神经递质。GABA 是大脑中第二大神经递质，存在于中枢神经系统中约 20% 的神经元中。谷氨酸在中枢神经系统中具有强烈的兴奋作用，而 GABA 则具有抑制作用。对 GABA 系统的药理刺激可减轻焦虑和唤醒，并有镇静作用。双相障碍患者的 GABA 系统不够活跃，会大大增加唤醒和焦虑。此外，由于 GABA 会抑制多巴胺的神经传递，躁狂症患者的多巴胺活性会显著上升。多巴胺过量会导致快感和奖赏中枢过度活跃，而快感和奖赏中枢的激活在躁狂症的大多数特征中都扮演着重要角色。

双相障碍患者的时钟基因和生物节律

双相障碍患者的激素分泌、睡眠阶段、睡眠觉醒周期以及躁狂和抑郁发作的时间等生物节律都会受到干扰。时钟（CLOCK）基因是生物节律的重要调节器，一个或多个时钟基因的突变与躁狂症有关。这不仅会导致昼夜节律异常，还会增加兴奋性多巴胺的释放。主时钟基因异常变异的试验动物，会表现出多动、探索欲增强、抑郁样行为降低、睡眠觉醒周期异常、奖赏反应性增强和冲动性增强的特征。这些动物的躁狂行为可通过锂剂治疗或恢复功能性时钟基因逆转。另一个与双相障碍有关的基因是 GSK3B，它也会导致双相障碍的昼夜节律异常。此外，突变的GSK3B 基因会促进程序性细胞死亡，降低神经元的可塑性，也与精神病发病率的增加有关。

许多躁狂症患者的睡眠时间明显减少，这可能会加剧躁狂状态。缺乏充足的睡眠通常会导致患者从抑郁转为躁狂，或者导致躁狂发作恶化。在实验动物中，它会产生几种类似躁狂症的行为，包括运动增加、攻击行为和性欲旺盛，这些行为都可以通过锂剂治疗恢复正常。此外，睡眠不足也会干扰 GABA 神经传递。

双相障碍患者的炎症

双相障碍患者的身体和大脑会出现炎症，其血液和脑脊液中的细胞因子及其他炎症标志物升高，中枢神经系统也存在炎症。患有严重炎症的双相障碍患者对治疗有很强的阻抗。在双相障碍的自杀受害者的尸检报告中，我们可以看到其前额叶皮质多个区域（包括控制中枢）的小胶质细胞密度有明显的近期增加。鉴于小胶质细胞是大脑炎症激活的主要介质，这些研究结果表明，双相障碍患者的自杀倾向可能是疾病严重程度激增的结果。根据双相障碍的神经影像学评估，细胞异常的部位与结构和功能发生改变的大脑区域之间存在明显的重叠。

双相障碍中的线粒体功能障碍

双相障碍患者也存在线粒体功能障碍。线粒体是细胞中的一个组成部分，能产生细胞生化反应所需的 90% 以上的化学能。线粒体通过氧化等化学反应，将食物中储存的化学能转化为细胞能量。过量的氧化副产物对脑细胞有毒，可导致脑细胞死亡。在所有人体器官中，大脑似乎最容易受到线粒体缺陷的影响，这表明神经元对生物能波动特别敏感，因此，线粒体调节着大脑功能的基本方面。

线粒体还含有自己的 DNA，其变异速度是普通细胞 DNA 的 10 倍。线粒体 DNA 包含 37 个基因，所有这些基因都是保证线粒体功能正常所必需的。双相障碍患者体内的许多线粒体基因都发生了变异，从而影响了双相障碍患者细胞的能量生产，并使这些细胞容易受到伤害和过早死亡。

双相障碍患者的 BDNF 缺乏症

BDNF 是一种与双相障碍有关的关键分子，它对正常的神经可塑性和神经发生至关重要。它还参与神经元的成熟、分化、存活、长期记忆的形成、储存以及神经保护。双相障碍患者的 BDNF 基因发生突变，导致 BDNF 的生成减少 50%。这种突变增强了双相障碍的许多特征，尤其是控制中枢和情绪记忆中枢的容量减少、认知能力受损和自杀行为增加。BDNF 缺乏还会导致神经发生和神经可塑性降低。一般来说，压力和高皮质醇水平也会导致双相障碍患者的 BDNF 生成和释放大幅减少。临床研究表明，许多患者在接受锂剂类药物治疗后，其大脑多个部位的 BDNF 会增加，这为治疗带来了希望。

双相障碍患者的神经激素和神经递质

如前所述，CRH 可控制皮质醇的分泌，激活交感神经系统，并启动与压力相关的行为（如焦虑）和与恐惧相关的行为，包括保持不动以避免被捕食者发现。CRH 对刺激大脑和身体的炎症也有重要作用。

多巴胺和血清素调节基因的改变与双相障碍相关。不同于谷氨酸系统直接触发双相障碍的方式，这些神经递质系统更多地参与微妙的调整。虽然影响去甲肾上腺素、多巴胺和血清素的药物可能导致易感抑郁症患者出现躁狂症，但未必是通过这些神经递质来实现的，有可能通过其他途径。

谷氨酸在双相障碍的病理生理学中扮演着重要角色，它对躁狂症的影响似乎大于对抑郁症病理生理学的影响。

双相障碍遗传学

尽管已有数百项研究对可能与双相障碍有关的遗传因素进行了研究，但只有少数研究通过在其他研究中复制而得到了验证。这是因为候选基因研究尚未取得成果，也可能是因为我们尚未发现足够多真正相关的候选生物过程。迄今为止，大多数全基因组关联研究都没有取得可重复的研究结果，因为要进行充分的研究，所需的患者人数可能达到 100 万甚至更多。基因组是庞大的，要在双相障碍患者中寻找特定基因的非假定关联是极其困难的，因为受试者数量太少。

最早与双相障碍有关联的基因之一是编码 ANK3 的基因，ANK3 是一种参与神经束鞘化的蛋白质，特别是在大脑中。敲除或消融该基因会导致类似双相障碍的行为周期性变化，并对锂剂产生反应。双相障碍中发现的另一种基因突变与 CACNA1C 有关。敲除该基因会改变各种被认为反映情绪的行为。该基因参与钙介导的神经传递，而双相障碍患者普遍钙介导的神经传递异常。

表观遗传变化无疑会影响双相障碍的表达和生物学表现。锂剂类药物和抗惊厥药物双丙戊酸钠都有助于解决表观遗传变化问题，传统的抗抑郁药物（如三环类药物）也是如此，它们会在大约 3 周后引起表观遗传变化。氯胺酮等速效抗抑郁药物也能产生表观遗传效应，但产生效应只需数小时而非数周，且比传统抗抑郁药物的影响程度大得多。

心理治疗对于有效治疗双相障碍和重性抑郁障碍同样重要。除了药物治疗和心理治疗，生活方式的调整对双相障碍患者也至关重要。这包括保证充足和稳定的睡眠，以及有效地控制压力。双相障碍患者应努力建立一种生活方式，在时间安排和可预测的结构之间取得有效的平衡，并学会自我监控或自我观察，以便感知并适当调整情绪和精力的变化。此外，他们还应远离酒精、麻醉剂和苯丙胺等精神活性物质的不稳定影响。

尽管双相障碍给我们带来了巨大的挑战，但我们对这种疾病的认识和有助于治疗这种疾病的新疗法正在取得飞速的进步。这一点尤为重要，因为双相障碍可能是一个恶性过程，会摧毁生命。

我清楚地记得，我的一位患者可能就是这种情况。1974 年 9 月，临床中心收治了一位处于急性躁狂状态的 30 岁女性患者安娜·杰克逊，她已经连续 3 个晚上没有睡觉了，但她仍然精力充沛。她爱管闲事、易怒、语速过快，并对工作人员辱骂脏话。她有妄想症，坚称美国中央情报局在追捕她，因为她掌握了对国家安全至关重要的情报。在躁狂发作期间，她的性欲增强，与男性工作人员进行了不适当的调情。让人感到可悲的是，在躁狂症过去之后，大多数像安娜这样的患者都会为自己的行为感到羞愧，因为这些行为往往违背了他们坚定的价值观。

由于安娜在其他人面前时，躁狂症状似乎会加剧，因此她被带到了一个安全、安静的房间，在那里她不会伤害自己或他人，每天都有一名护士对她进行 24 小时的一对一护理。在住院的前 14 天里，她一直接受一对一观察。

安娜在入住美国国立卫生研究院之前，曾经历过两次严重的躁狂发作。第一次发作时她失眠、易怒、好大喜功、胡思乱想、语速很快。在躁狂症早期，她冲动、性欲旺盛，会与陌生男人发生性关系——但当她身体健康或情绪低落时就绝不会做这样的事。她把这件事告诉了丈夫，丈夫很生气，但还是原谅了她，认为这是疾病造成的。这种情况持续了将近 5 个月。

6 个月后，她又发生了类似的情况。第一周，她又对丈夫不忠了。她是在非常愤怒的状态下承认的，她谴责丈夫的不称职，她想打他，但并没有动手。她对孩子也非常暴躁。基于她这种冲动和自我毁灭行为，治疗师将她送进了医院。

在躁狂症缓解 3 个月后，她又患上了重性抑郁障碍，并因此再次住院治疗。她觉得自己完全没有内在动力，对任何活动都提不起劲。她觉得自己被抽离了，除了过去的艰难岁月，她几乎没有其他记忆，现在的生活显得平淡无奇。她觉得自己与任何人都不亲近，因此非常孤独。在身体上，她感到疲惫不堪，总想睡觉，而且睡眠时间比健康时更长。她总是感到饥饿。此外，她在早上的感觉明显比一天中的其他时间都好。抑郁状态持续了一个月后，她开始产生自杀倾向。她住院治疗了 6 个星期。

通过安娜之前的病历，我了解到了她的早期生活。她是家里 4 个孩子中最大的一个，还有 3 个弟弟。她是一个快乐、沉稳的孩子，也是一名优秀的学生。她很有吸引力，因为她的机智、有感染力的笑声和善良的天性。安娜喜欢和他人相处，她发现自己很难独处，她无法解释自己独处时的焦虑。

尽管安娜很讨人喜欢，但母亲经常批评她。她的母亲是个很聪明的人，曾想成为一名护士。但当她在 18 岁时怀上安娜后，就不得不结婚生子，放弃了这个梦想。我了解到安娜的母亲曾两次患上重性抑郁障碍，第一次是在生了安娜之后，持续了 3 个月。安娜的母亲不能从任何事情中找到乐趣，她变得孤僻，极力回避他人，包括她的孩子。她还有消极的自杀倾向，多次表示希望自己染上某种恶疾，从而结束自己的生命。她每天都感到极度疲劳，嗜睡，暴饮暴食。她也感觉早上比晚上舒服一些。

安娜母亲的第二次抑郁症发作发生在安娜 17 岁，准备上大学的时候，这次抑郁发作持续了 7 个月。当时还没有抗抑郁药物来治疗这两次抑郁发作。第二次发作与第一次发作相似，都有明显的疲劳、回避和昼夜紊乱。与第一次一样，安娜母亲彻底消失在孩子的视线中。孩子知道母亲非常悲伤和疲惫，他们不能够依赖她，于是安娜开始照顾 3 个弟弟。

　　此外，安娜的外祖母也患有双相障碍——她曾两次试图自杀，但都死里逃生。安娜的母亲曾对安娜说，她生活在一个动荡不安的家庭里，因为安娜的外祖母也经常发病。

　　安娜是一名出色的学生和领导者。她在 17 岁时就上了大学，在拉德克利夫学院主修政治学，并希望成为一名社区组织者。她在哈佛大学遇到了她的丈夫乔纳森，当时他们都是大一的学生，毕业后他们就结婚了。他们写下了自己的结婚誓言，承诺一生相爱。

　　安娜最近一次因抑郁症住院的两个月后，她的丈夫起诉离婚，并要求获得孩子的监护权。他认为，安娜在抑郁时无法妥善照顾孩子；而在狂躁时，她的易怒又使她在孩子身边很危险。安娜深受打击，一周后就变得狂躁不安。

　　她的弟弟安排她接受正式评估，以便入住临床中心。我记得最清楚的是，她弟弟说，姐姐的一生竟然被一场病彻底毁了，这场病似乎把她变成了另一个人。他告诉我，安娜是一个慷慨、有爱心、判断力极强的人。人们经常打电话向她寻求帮助。她有很多亲密的朋友。当她身体健康时，她是一位出色的母亲。"怎么会发生这种事？"他问我，"你能帮帮她吗？"我说，我们可以使用一种新药，但不能确定疗效，这种药物就是锂剂。和丙咪嗪一样，安娜住进医院时，华盛顿还没有人使用过锂剂类药物。

　　我们刚开始使用锂剂类药物时，安娜仍然很狂躁。不过，随着她对我们医护人员的了解，她的暴躁情绪有所缓解。她知道自己急需治疗，而美国国立卫生研究院是能够给她希望的地方。当时，她每晚只睡 3 个小时，非常健谈，多动，仍然爱调情，但比入院时有所减少。

　　安娜的锂剂试验是一项双盲安慰剂对照研究。这意味着我和她，以及每天两次进行情绪评分的护士，都不知道她开始服用的是活性药物还是安慰剂。按照试验计划，她将在 21 天内按照随机顺序服用安慰剂或锂剂。如果先服用安慰剂，可能需要 7 周或更长时间才能知道她是否对药物有反应。与丙咪嗪一样，锂剂也需要数周而不是数天才能见效。

安娜持续狂躁了一个多月。出现反应的第一个迹象是她的睡眠增加了；下一个表明她有反应的临床迹象是，她的妄想症状减少了；到第 38 天时，她几乎没有妄想症状了。渐渐地，她的睡眠、多动、话多、调情等症状也减少了。到第 46 天时，她的躁狂症几乎完全缓解了。此时，她已服用锂剂 25 天。她过去的躁狂症一般会持续 5 个月或更长时间。躁狂症缓解后，她完全丧失了斗志，这主要是因为在她患病期间，周围的生活已经解体。然而，她并没有任何典型的抑郁症状，如睡眠障碍和情绪的昼夜变化。也许锂剂能起到稳定情绪的作用，尽管任何药物都无法完全缓解她的痛苦。

我们查看了安娜的血检结果，并研究了通过脊髓穿刺获得的脑脊液，发现安娜脑脊液中的去甲肾上腺素和多巴胺代谢物水平升高，这是我们曾在大批患者中见过的趋势。高去甲肾上腺素活性可能会导致躁狂症的过度唤醒，而高多巴胺则会导致欣快、去抑制的成分。

安娜对静脉注射多巴胺的反应很明显，这与她的多巴胺系统被激活的证据一致。她的甲状腺在躁狂时反应正常，而在接受锂剂治疗时则显示出轻微的下降。多年后，我和同事在大量患者中发现，锂剂会导致甲状腺功能微弱且显著的下降，但不会导致甲减，除非患者的甲状腺功能已经处于低水平边缘。我们无法在安娜躁狂时进行睡眠研究，而她在躁狂恢复后的睡眠脑电图记录是正常的。在锂剂引发的躁狂症恢复后，我们对安娜的脑脊液进行了检测，结果显示她去甲肾上腺素和多巴胺的代谢物水平较低。安娜的染色体外观正常，没有明显的额外染色体或断裂。

在安娜躁狂发作期间，由于她的躁动程度，我和她无法参加普通的心理治疗。但我经常去探望她，提醒她，我们正在尽全力帮助她。我的经验是，在精神病患者病情最严重的阶段，医生要与他待在一起，这样会在病症缓解后促成一个强有力的联盟。

安娜在躁狂症期间冲动的性欲让她倍感羞耻。当时，她的丈夫正在办理离婚手续，并申请孩子的监护权。由于躁狂症发作的频率和严重程度，安娜不得不从研究生院辍学。除了丈夫给的赡养费，她没有任何经济来源。尽管她最终获得了房子一半的所有权，但她还是决定让孩子继续生活在这个熟悉的家里。

她与弟弟很亲近。幸运的是，她的一个弟弟正好有一栋带客房的大房子，她决定接受他的提议，和弟弟一起生活。

我尽力帮助安娜走出离开家人的悲痛。我相信我的安慰是有用的，但她的伤痛是如此巨大，她不可能在短时间内化解悲伤，而且，我认为她永远无法彻底放下过去。如果她能通过打造新的人际关系和有意义的工作来重建生活，痛苦可能会逐渐减轻。

安娜把所有问题都归咎于自己，她觉得自己本应比在躁狂发作时更有控制力。我告诉她，她的行为是由疾病的生物学特性造成的。她的躁狂发作具有典型特征，与教科书中描述的发作相符；她对锂剂的反应强烈也暗示了这种生理疾病。我还告诉她，她的生物学检查结果在康复后趋于正常，这进一步证实了她患有生物性疾病。虽然没有大型研究来验证锂剂的长期效果，但据我们所知，锂剂是一种很好的情绪稳定剂。

安娜担心自己的病会影响到孩子。孩子也想念母亲，但当时孩子没有明显的行为异常，并且在学校表现良好。虽然我们现在知道双相障碍具有遗传因素，但当时还没有关于父母一方患有双相障碍，其后代患病风险会如何增加的可靠数据。

在出院后，我觉得安娜接受门诊心理治疗和药物管理非常重要。经验丰富的治疗师可以帮助她应对悲伤，以及对于离婚和失去孩子抚养权的巨大愤怒。然而，她拒绝接受弟弟提供的心理治疗，她已没有相关保险支付再次住院的费用。我告诉她，如果病症复发，她可以再度回到临床中心。她对锂剂的反应很好，3周多一点儿时间后就有了明显改善。她出院时服用锂剂，并得到终身用药的指导。考虑到安娜疾病的恶性自然历史，我强调如果停止锂剂治疗，她将遭受致命的潜在严重躁狂或抑郁发作。

安娜坚持服用锂剂类药物达6年之久。后来，我接到她弟弟的电话，说安娜变得抑郁，并停止服用锂剂，希望能缓解轻微但可控的躁狂发作。不幸的是，安娜的抑郁变得更加严重。之后她悄然离家，住进了一家宾馆，并服用了过量的阿司匹林，结束了自己的生命。那年她36岁。听到安娜的死讯，我和其他与她有过接触的同事都非常难过。对我来说，她的逝去深深触动了我，现在，我仍会时常想起她。

正如我多年来所看到的，双相障碍是一种特别具有破坏性的病症，我们在解决这个难题上仍有很长的路要走。令人欣慰的是，有一些药物有望治疗这种棘手的疾病，即使不能彻底治愈。

第十二章　锂剂的潜力与应用前景

　　直到最近，锂剂对治疗双相障碍的帮助几乎还是未知的。对于躁狂症来说尤其如此，部分原因是很难对躁狂症患者进行研究。但最新的医学进展揭示了一个重要事实：锂剂几乎能调节所有引发躁狂状态的病理机制。具体来说，锂剂能够减小控制中枢的大小，而在躁狂状态下，这一中枢通常会增大。由于控制中枢影响着杏仁核的活动，锂剂减小控制中枢的作用消除或增强了杏仁核的活跃性。更活跃的杏仁核会引发焦虑反应，最终有助于抑制躁狂状态下不稳定和不恰当的行为表现。同时，控制中枢还能加强快感和奖赏中枢的活动。因此，锂剂所引发的控制中枢缩小和活动降低产生了治疗效果，减少了躁狂症患者对过度追求愉悦的表现。

　　锂剂有助于恢复多个前额叶皮质结构的大小和功能，这些结构支持情绪调节、抑制冲动，对抗冲动行为。此外，锂剂提升了对情绪的认知控制，有助于躁狂症患者更好地控制冲动和自我毁灭行为。

　　同时，锂剂启动了在躁狂症中受到抑制的默认模式网络，支持个体内省，减少孤注一掷的冒险行为。突显网络通常会让个体的注意力集中于外部世界，但锂剂能减弱这种网络的活跃，进一步强化个体的内省。

我们对锂剂的强大神经保护作用的认识正在迅速拓展。锂剂能刺激BDNF的分泌及其作用，改善神经可塑性和神经发生，并以其他多种方式保护神经元。例如，锂剂能增强白质的完整性和活力，白质是神经纤维的护套，是神经纤维发挥最佳功能的必要条件。谷氨酸会迫使神经元耗尽能量，诱发细胞死亡，而锂剂能抵御谷氨酸的作用，从而减少细胞的程序性死亡。锂剂能明显减少端粒缩短，具有抗炎作用，并能明显降低血液中细胞因子的水平。

双相障碍患者的线粒体功能存在严重异常，这损害了他们产生足够能量以维持细胞活力的能力。锂剂能修复线粒体功能的缺陷，增加神经元的能量生产，从而保护神经元。心脏和大脑是两个需要大量能量的器官，如果线粒体产生的能量受损，它们就很容易受到损害——这再次显示了抑郁症的严重性。同时，锂剂能减少线粒体功能有障碍时产生过多的氧化分子，从而进一步保护细胞。

我们在动物实验中发现，锂剂能减少神经变性，增强记忆功能。因此，科学家建议将锂剂用于预防和治疗阿尔茨海默病，以及其他与神经变性有关的中枢神经系统疾病。锂剂的神经保护作用可能是作为一种成功的抗躁狂药物和情绪稳定剂。

许多全基因组关联研究探讨了锂剂对基因功能的潜在影响，从而揭示了锂剂的作用模式。遗憾的是，这些研究都没有足够的受试者数量，因此无法提供足够的信息。大规模研究正在进行中。另外，目前也没有多个研究团队能够证实之前提到的候选基因研究结果，所以我们还需要更多相关的研究和更多被试参与的研究来得到更有用的信息。

令人震惊的是，锂剂影响了如此多的过程，而这些过程已被科学家确认为双相障碍的失调过程。锂剂对一系列过程的影响不大可能是随机的，更有可能的是，这些过程是一个有组织系统的一部分，该系统对认知、情绪和病理生理学产生着重要的行为和生物影响。随着我们对锂剂的生物效应的了解加深，我们很可能会发现双相障碍的整体复杂神经生理学中以前未知的组成部分。

遗憾的是，只有约 40% 的双相障碍患者对锂剂完全有反应。这可能反映了双相障碍存在不同的生物学形式，也可能是因为我们将双相障碍归类为不同的生物学异常。巨大的压力或人际冲突可能会影响锂剂治疗的效果，不按时服药或滥用药物等生活方式问题也可能会影响锂剂治疗的效果。

发现锂剂治疗双相障碍的故事

虽然锂剂不是一种神奇的治疗方法，但它被发现的经过却具有童话色彩。故事的主角是一位在偏远地区工作的研究人员，他经历了发现、失去和再发现 3 个阶段。值得注意的是，锂剂代表了临床医生第一次尝试就击中靶心的另一个罕见案例——类似于丙咪嗪的发现。

故事发生在一个生活在澳大利亚霍舍姆小镇的精神医学家约翰·凯德（John Cade）身上，爱德华·肖特（Edward Shorter）在《精神医学史》（*A History of Psychiatry*）一书中精彩地讲述了这一轶事。在第二次世界大战期间，精神科医生凯德当了 3 年半的战俘。在日本服刑期间，他观察到一些战俘出现了精神障碍，他认为这种情况是由生物因素引起的。战后，他恢复了临床实践，并尝试用豚鼠来研究精神障碍的生物学原理。他推测，双相障碍患者的尿液中可能会释放出某种有毒物质。

他注意到，如果将双相障碍患者的尿液注入豚鼠腹腔，其毒性要比未患病者的尿液强得多。他首先推测是尿素在作怪，但仅仅注射尿素并不会引起任何问题。接下来，他研究了尿酸可能起的作用。为了进行实验，他必须将尿酸溶解在锂剂中，因为锂剂能使尿酸及其盐类更易溶解。

他本以为锂剂的加入会使尿液的毒性增加，但结果恰恰相反，含有溶解在锂剂溶液中尿酸及其化合物的尿液的毒性远远低于单独的尿液。

约翰·凯德随后决定直接给豚鼠注射锂剂。在大约两个小时的时间里，豚鼠起初处于镇静状态，反应相对迟钝。随后，它们似乎一反常态，变得温顺平和。令人惊讶的是，这些小动物只是躺在那里，凝视着他。对于清醒的豚鼠来说，这是不可思议的。

1949年秋天，凯德给10名处于躁狂状态的患者单独服用了锂剂——其中3人长期处于躁狂状态，其他人的躁狂症持续时间相对较短。在所有病例中，锂剂都对患者的精神状态产生了巨大影响，即使是那些病程长达5年的患者也不例外。凯德在一篇论文中写到，"躁狂症源于体内锂的缺乏"。

凯德记录了他的第一个患者的治疗笔记："他是一个51岁的瘦小的老头，5年来一直处于慢性躁狂兴奋状态。"到了第5天，他实际上变得更沉稳、更整洁、更不受抑制、更不容易分心。"从那时起，他的病情有了稳步改善。"

> 6个月后，我怀着极度失望的心情再次将他送进医院。他还是一如既往地狂躁不安，但他的兄弟却给了我一些安慰，他告诉我，比尔变得不爱吃药了，大约在6个星期前，他终于停止服药了。从那时起，他变得越来越暴躁和反复无常。我立即建议他服用碳酸锂（lithium carbonate），两周后他又恢复了正常。一个月后，他被记录为完全康复，可以回家工作了。

患者比尔在停用锂剂后又出现了躁狂症，随后对治疗也有了反应。然而，几年后，比尔去世，凯德认为他死于锂剂引起的心脏中毒。其他患者也描述了相关的毒性反应，包括腹泻、恶心、食欲不振、步态异常、疲劳、心律失常和抑郁。这些症状让凯德感到非常困扰，以至于他后来完全停止了使用锂剂来治疗。

此外，莫恩斯·舒（Mogens Schou）也进行了锂剂的研究。他出生于丹麦，最终定居挪威，并在那里完成了最重要的研究工作。舒的父亲是一名精神科医生，自 1939 年电休克疗法（ECT）问世以来，他就坚信双相障碍是一种生物性疾病。父亲去世后，舒对锂剂产生了兴趣："我发现，如果化学性质如此简单的锂剂能在精神医学中产生治疗效果，尤其是如果它只对一种疾病有活性，这就非常令人着迷。这比大量有关氯丙嗪等复杂化合物治疗效果的信息更能说明该疾病的情况，因为氯丙嗪对不同的疾病没有明确的偏向。"

舒对锂剂进行了大量研究。他认为自己有合理的数据表明，锂剂不仅能在情绪波动时起到治疗作用，还能稳定情绪。也就是说，锂剂能防止患者在情绪稳定阶段陷入躁狂或抑郁状态。

来自伦敦莫兹利医院精神分析科的迈克尔·谢泼德（Michael Shepherd）对舒的临床设计提出了质疑。谢泼德尤其对"锂剂能稳定情绪"的说法感到不满，因为人们不知道病情缓解是继发于锂剂还是自然发生缓解的。舒的研究成果很有说服力，但谢泼德认为它在科学上并不严谨。此外，当舒告诉谢泼德，他的一些家庭成员也患有双相障碍，而锂剂对他们来说是天赐之物时，谢泼德认为舒是一个"信徒"，而不是科学家。

争论变得异常激烈。美国著名精神药理学家、拉斯克医学奖得主内森·克莱恩（Nathan Kline）撰文为舒辩护，并敦促同事用锂剂治疗双相障碍。谢泼德对他进行了抨击，他写道："将普通的锂剂转化为生命的灵药，是仅次于将南瓜转化为马车的成就。"克莱恩回信说："你这封令人愉快的信读起来就像灰姑娘的姐妹写的一样。你的警告甚至有一种微弱的个人相似感，这让我想起了一些关于引入抗精神病药物和抗抑郁药物的注意事项。当然，也可能是您不相信这些药物有任何用处。"

虽然约翰·凯德在 1949 年就撰写了关于锂剂的论文，但多年来锂剂一直没有作为治疗双相障碍的药物。直到 1970 年，它才首次获得美国食品药品监督管理局的批准。造成延误的原因有 4 个。第一，锂剂曾在许多成药中出现，并导致了一些严重的副作用，包括因心律失常而死亡。这最终被证明是由于使用不必要的高剂量锂剂所致。第二，氯丙嗪是一种抗躁狂药物。然而，氯丙嗪并不像锂剂那样具有稳定情绪的作用，而是让双相障碍患者感觉更没有活力、更加冷漠。第三，关于锂剂是否已被证明是一种情绪稳定剂，曾有过激烈的争论。最终，这一点被证明是毋庸置疑的。第四，也许最令人不安的是，锂是一种简单的元素，不能申请专利。医学已经进入了以制药公司的盈利动机为首要考虑因素的时代，如果制药公司不为一种药物做广告，这种药物就很少能进入临床医学领域。

医护人员应对服用锂剂患者的血液进行常规测量，以保证其血液中的锂含量在安全的正常范围内。当锂含量过高时，患者会出现手颤、平衡不稳、恶心和腹泻等症状，过量服用锂剂会导致心律失常。锂剂是门诊的常规处方药，大多数患者可以服用数年而不会出现毒性问题。由于锂剂相对安全有效，目前它已成为治疗双相障碍最常用的药物之一。

第十三章　电休克疗法

某些治疗抑郁症的方法在大众看来是一种不得已而为之的办法——很长一段时间以来，电休克疗法就是如此。尽管公众对其一向持负面看法，但 80 多年来，电休克疗法一直是治疗严重情绪障碍的必要方法。电休克疗法的相对安全性和有效性已被多项研究证实。未接受治疗的重性抑郁障碍和精神疾病常伴有高自杀率和高住院率、持续性抑郁以及生活质量下降等情况。研究显示，电休克疗法能减少自杀风险，改善临床疗效，显著提高生活质量，降低再入院率。对于治疗难度大、难以应对的重性抑郁障碍患者进行的电休克疗法试验显示，总体有效率达到了 80%。虽然抗抑郁药物和锂剂是对抗抑郁症的强大工具，但它们并不总是有效。当其他方法都失败时，我们通常可以依靠电休克疗法。值得庆幸的是，我们现在对它的工作原理有了更多的了解，并且能够更安全地实施。

在 1939 年电休克疗法问世之前，已存在一些危险且具有侵入性的手段，虽然它们在缓解抑郁方面有一定效果，但总体上潜在的毒性太大，难以成为常规的干预措施。1962 年，肯·凯西（Ken Kesey）在其小说《飞越疯人院》（*One Flew over the Cuckoo's Nest*）中对电休克疗法进行了相当可怕的描绘。这部小说源于作者在加利福尼亚州精神病院担任护理员的亲身经历。而大多数读者可能对另一种最极端的物理干预方式——脑叶切除术更为熟悉，它将额叶与大脑其他部分分离。尽管这种手术在 20 世纪三四十年代备受欢迎，但它对许多患者造成了毁灭性的后果，甚至可能导致患者死亡。其他干预措施，包括通过诱导发热治疗精神病、使用溴化物和巴比妥酸盐进行睡眠治疗，以及胰岛素诱导的昏迷——这些方法都带来了严重的副作用，并且存在潜在危险。

意大利神经学家乌戈·切莱蒂（Ugo Cerletti）是罗马神经精神医学研究所的负责人，他于 1939 年开始研究使用电击而非药物来诱发癫痫的可能性。切莱蒂委托助手卢西奥·比尼研究以电击诱发的癫痫作为抑郁症潜在治疗方法，并首先进行动物研究。比尼发现，如果将电极放置在猪的太阳穴上，电击可安全诱发癫痫。在接下来的几个月里，比尼确定了可靠且安全地诱发癫痫所需的最低电压。

在爱德华·肖特的《精神医学史》中，生动地描述了第一个接受电休克疗法的抑郁症患者的情况。切莱蒂和同事从 80 伏特开始，持续了 1/10 秒。患者没有反应。他们将电压提升到 90 伏特。患者没有癫痫发作，但他开始唱歌。切莱蒂将电压调到最大，患者发生了典型的癫痫发作，并停止呼吸了几秒钟。48 秒后，患者重新开始呼吸。此时，患者发出了深深的叹息，切莱蒂也是如此。经过 11 次电休克疗法，患者康复了。他一个月后出院，一年后仍然没有复发。

洛塔尔·卡利诺夫斯基（Lothar Kalinowsky）是哥伦比亚大学的一位精神科医生，在美国开启了电休克疗法的应用。一些精神分析学家强烈反对电休克疗法，生物精神医学家似乎认为通过电击，把精神分裂症患者变成知足常乐的低能者更好。

电休克疗法的一个缺点是，癫痫发作有时可能导致患者严重的背部损伤或骨折。沃尔特·弗里曼解决了这个问题，他想出了暂时诱导瘫痪的想法，以保护患者免受潜在的剧烈癫痫发作及其风险。这有助于解决电休克疗法引发的背部损伤问题。早期的电休克疗法也在一些患者中引发了严重的记忆缺失。

直到 1959 年，电休克疗法成为严重精神性抑郁症患者的首选治疗方法。不幸的是，反精神医学运动几乎使电休克疗法陷入停滞，直到 20 世纪 80 年代才再次出现。此时，电休克疗法在很大程度上得到改进，减少了电流的强度和持续时间。电极放置方式也有所调整，不再将电极放置在头部的两侧，而是只在一侧特定位置放置，这些位置能够诱发癫痫，但对记忆干扰较小。今天，电休克疗法相对安全，严重并发症发生率不到 0.004%。许多专攻神经精神医学的科学家仍然相信，对于其他情况下难以治疗的重性抑郁障碍，电休克疗法仍是最佳的治疗方法。

电休克疗法对大脑产生多种影响，这些影响可能与它的作用机制有关。电休克疗法刺激脑源性神经营养因子的释放和活动。通过这种方式，显著增加了神经发生和神经可塑性，并增加了神经元体积和皮层厚度，特别是在情绪记忆中枢和前额叶皮质。电休克疗法改善了抑郁症患者神经元连接的缺陷，并纠正了突触功能的异常。它使控制中枢的代谢活动恢复正常并促进其有效运作。电休克疗法还具有抗惊厥特性，部分原因与其刺激 GABA 神经传导有关。虽然它增加了血清素的释放，但这并不是其主要作用方式。

目前，许多科研中心正在积极研究电休克疗法发挥治疗效果的机制，希望揭示抑郁症的根本病理生理机制。同时，科学家也在进行相关研究，通过神经影像学确定能够预测对电休克疗法产生积极反应的因素。

一位受益于电休克疗法的患者詹姆斯·米勒，他于 1982 年 12 月来到美国国立卫生研究院临床中心。当时他已婚，54 岁，有 4 个成年子女。

4 年前，他患上了抑郁症，因为他未能获得晋升，米勒患有非典型抑郁症，伴有疲劳感，与自己、亲友产生强烈的疏远感。此外，他暴饮暴食，每晚至少睡 12~14 个小时。

我们给詹姆斯尝试了一种实验性药物，齐美利定，它和百忧解一样，是一种选择性 5- 羟色胺再摄取抑制剂，通过增加 5- 羟色胺在应激系统关键部位的神经传递可用性而起作用。而百忧解数年后才上市。在詹姆斯之前，我们给 3 个患者注射了齐美利定，他们都产生了反应。詹姆斯对所有其他抗抑郁药物都没有反应，包括丙咪嗪、安非他酮和锂剂。他也对为期 4 周的齐美利定疗程没有反应。接下来我们尝试了单胺氧化酶抑制剂反苯环丙胺，但詹姆斯对这种药物也没有反应。值得一提的是，总体而言，非典型抑郁症患者对抗抑郁药物的反应率低于精神性抑郁症患者。精神性抑郁症对三环类抗抑郁药物有很好的反应，而非典型抑郁症对三环类抗抑郁药物的疗效抵抗。这可能反映出非典型抑郁症应激系统活动减弱，而我们的研究表明，三环类抗抑郁药物能抑制应激系统的作用。

在对詹姆斯的全面体检中，他的脑电图显示他有嗜睡症，但深睡眠减少，且他的甲状腺功能正常。我们进行了多次肾上腺皮质醇分泌测试，综合观察显示他的皮质醇分泌减少，而不是精神性抑郁症患者常见的高皮质醇分泌情况。他的腰椎穿刺显示出明显偏低的去甲肾上腺素和促肾上腺皮质释放激素水平，就好像他的应激系统被锁定在关闭状态一样。

1982 年，美国国立精神卫生研究所内部项目发生了转变，这使得患者的试验时间大大缩短，并由研究所内部医师负责安排患者在社区接受护理。如果患者住在外地，我们会花费相当多的精力为他们找到当地可靠的精神科医生。我每周和詹姆斯见面 3 次，每次一小时，逐渐深入了解他，以及他对抑郁症的经历。我了解到，詹姆斯出生在一个高成就的家庭，他绝不能失败。因此，他很难面对挫折，他认为这是个人失败的标志。他经常受到严苛父亲的批评，但他从未坚定地为自己辩护或表达自己的愤怒。总的来说，他的自信心受到了极大的抑制，这使得他甚至难以向他人表达自己的成功。缺乏自信可能是导致他没有得到晋升的原因之一。

鉴于所有治疗都失败了，我们决定对詹姆斯进行电休克疗法，他也同意了。他连续 3 个星期在每周一、三、五接受电休克疗法。两周后，他的情绪开始有所好转，每晚睡眠时间从 12 小时减少到了 9 小时。他在接受最后 3 次治疗后逐渐改善，在第 9 次治疗后，他完全康复了。每次治疗后，他没有疼痛感，也不害怕治疗，并表现出轻微的记忆障碍。这些症状在治疗终止后的 8 周内得到了缓解。出院两年后，他的病情得到完全缓解。我们部分归功于他与医生建立了良好的依恋关系，而且他开始定期与一位专业的精神科医生合作治疗。离开美国国立卫生研究院后，他至少继续接受了为期两年的治疗。

脑深部电刺激

另一种侵入性的治疗方法是向大脑发送电脉冲，以治疗那些对治疗有极强抵抗力的患者，这就是脑深部电刺激。

在难以治疗的重性抑郁障碍病例中，临床医生将脑深部电刺激作为最后的手段。

第一项研究在控制中枢直接植入电极。脉冲逆转了一个长达 20 年的抑郁症患者，而该患者此前经过 17 次治疗未见好转。

第二项研究将电极植入快感和奖赏中枢。脉冲逆转了一个深刻而持久的抑郁症患者，该患者此前经过 15 次治疗无效。

目前，研究者正在进行大量工作，以改进对重性抑郁障碍的电极植入疗法，简化手术并确保其安全性。在这些初步研究中并未出现实质性的副作用。

重复经颅磁刺激（rTMS）

重复经颅磁刺激是一种相对较新的工具，旨在直接刺激大脑以缓解抑郁症状。它由通过放置在颅骨关键位置的电极施加的重复磁脉冲组成，以刺激控制中枢或快感和奖赏中心等区域。每当磁脉冲穿过颅骨进入大脑时，都会导致磁治疗线圈下脑细胞活动的短暂变化。与电休克疗法相比，重复经颅磁刺激是一种更加温和的干预手段。它无痛且无须麻醉，患者可以在结束重复经颅磁刺激治疗后几分钟内自己驾车回家，且不会影响记忆功能。

临床医生最初在抑郁症治疗中使用重复经颅磁刺激，因为电休克疗法已经提供了充分证据，对大脑的区域电磁刺激实际上可以治疗抑郁症。新数据显示，抑郁症涉及关键的皮层区域和情感大脑皮层下区域，其中一些区域可以直接通过重复经颅磁刺激进行刺激。

研究人员最初对许多问题进行了初步猜测，包括线圈位置、强度、频率、每天总脉冲数、剂量计划以及治疗过程中的脉冲数。经过 10 多年的努力，这些流程才得到进一步完善，而改进重复经颅磁刺激的工作仍在继续。

在第一次重复经颅磁刺激治疗过程中，临床医生会进行多项测量，以确保线圈放置在前额叶皮质的正确部位。随后，医生会施加几个简短的脉冲来确定患者的运动阈值。这个阈值因患者不同而异，是通过刺激引发拇指抽搐所需的能量确定的。

重复经颅磁刺激疗程的时长因所使用的线圈和选择的脉冲数而异。单次治疗持续 30~40 分钟。患者每周接受 5 次重复经颅磁刺激，一个典型的疗程为 4~6 周，具体取决于患者对治疗的反应。

初步数据表明，线圈位置对治疗特定症状很重要：焦虑症患者在与无欲望和痛苦症状不同的线圈位置上表现更好。如果这一发现被明确验证，将是一项令人振奋的进展。

最近的初步数据还表明，突变的 BDNF 基因预测对重复经颅磁刺激有更好的反应。临床医生正在努力找出其他可能指示重复经颅磁刺激治疗特定要素效益的特征。

迄今为止规模最大的研究中，257 名重性抑郁障碍患者成功完成了重复经颅磁刺激疗程，并同意接受为期 52 周的随访。45% 的患者呈现积极反应。安慰剂反应不足 5%。

以玛丽莲·雅各布斯的案例为例，她几乎一生都备受抑郁之苦。她首次被诊断为抑郁症时年仅 21 岁，但据她回忆，她在更早时就已经有抑郁症状了。48 岁时，她经历了人生中最严重的抑郁期。在此之前，她曾咨询心理医生并服用抗抑郁药物，但这些治疗只轻微缓解了抑郁症状。2009 年，她急需新的治疗方法，于是飞往洛杉矶接受了新疗法——重复经颅磁刺激。经过 3 周的治疗，她开始从抑郁中走出来。美国食品药品监督管理局批准了重复经颅磁刺激作为治疗未对药物治疗有效的抑郁症患者的一种疗法。重复经颅磁刺激很可能挽救了玛丽莲的生命。

重复经颅磁刺激应用的一次飞跃

目前，我们仍在不断完善重复经颅磁刺激的使用。2021 年，斯坦福大学的一个团队对重复经颅磁刺激治疗方案进行了重大改进，在为期 5 天的时间内测试了更频繁的刺激方案，而非标准治疗中的 4~6 周单次疗程周期。

在第一项安慰剂对照的双盲试验中，80% 的重性抑郁障碍患者在进行为期 5 天的治疗后的 4 周内实现了缓解，而安慰剂组的缓解率不到 15%。因此，这种模式可用于需要快速干预措施的急诊或住院病房。此外，它可能成为治疗抑郁症的主要方式之一。在第一批临床研究之后不久，美国食品药品监督管理局为这种重复经颅磁刺激程序提供了快速通道批准。

斯坦福协议采用了每次以 3 个脉冲为一组、间隔两秒的频率进行刺激。科学家根据与抑郁病理生理学最相关的情绪记忆中枢的 θ 节律频率来制定了这些参数。

在为期 5 天的疗程中，每天共使用 18 000 次脉冲，相当于标准重复经颅磁刺激 6 周课程的总剂量。尽管剂量更高，但在任何试验中都没有发生严重的副作用。最常见的副作用是头痛，其发生率与标准重复经颅磁刺激相当。

重复经颅磁刺激的目标是击中前额叶皮质中对控制中枢影响最大的精准位置，这个位置因人而异。为了确定这个位置，每位患者在没有专注于任何特定心理任务时接受磁共振成像（MRI）脑部扫描，这使得脉冲与患者的实际功能解剖结构联系在一起，具有更大的特异性。以控制中枢为目标也会导致其正常功能的恢复，这通常与抑郁症的缓解有关。我们取得显著成效的另一个目标是背外侧前额叶皮质，在抑郁症中其活动显著降低。这个区域参与情绪调节，部分通过对情绪施加认知控制来进行。在实验动物中，重复经颅磁刺激已显示可以激活 BDNF 的产生并增加其受体的活性。

更大规模的双盲安慰剂对照试验正在进行中。此外，临床医生正在尝试各种方案，以优化重复经颅磁刺激治疗获得的临床效果。如果正在进行的试验中有了确定的研究发现，精神医学领域将有一个强大的新工具来对抗现在面临的抑郁症流行。

癫痫和刺激

电休克疗法诱发的癫痫发作是最为人熟知的癫痫发作亚型，但边缘系统的癫痫发作也可能发生。边缘系统癫痫发作不涉及不受控制的肌肉收缩，而是有行为表现。一些颞叶癫痫患者会发生边缘系统癫痫发作，其症状与双相障碍现象有重叠。

美国国立卫生研究院的鲍勃·波斯特发现，通过向实验动物的杏仁核注射可卡因，能够诱发其边缘系统的癫痫。有趣的是，波斯特发现，每天以相同剂量重复注射可卡因，会使被试动物的杏仁核对可卡因更为敏感，而不是产生耐受性。经过几天相同剂量可卡因的刺激后，边缘系统的癫痫变得更为严重且持续时间更长。在数周定期给予相同剂量的可卡因后，癫痫发作变得自主且有规律，而且无须通过注射可卡因进行诱导，直到使用抗惊厥药物才得以控制。这一现象被称为点燃性边缘系统癫痫。

鲍勃发现了定期使用可卡因后癫痫自主发作与某些周期性双相障碍发作之间的相关性。在未经治疗的双相障碍早期阶段，需要严重的应激事件才能触发抑郁或躁狂发作。随着时间的推移，一些双相障碍患者出现了比疾病初始阶段更为严重且更频繁的抑郁和躁狂发作。对许多患者来说，即使轻微的应激事件都能引发其更频繁的抑郁和躁狂发作。最后，如果疾病多年未经治疗，个体开始自发地出现抑郁或躁狂转换，而无须任何明显的诱因，那么到了这个阶段，大多数患者对锂剂和几乎任何其他治疗周期性双相障碍的干预措施都产生了抵抗力，而且许多人无法接受治疗。

著名的精神病遗传学家肯·肯德勒（Ken Kendler）最终发现，这种点燃现象在首次发作后的第 7 到第 9 次发作后变得明显。

鲍勃推测这些患者可能出现了类似点燃性边缘系统癫痫的情况，并决定给予这些患者抗癫痫药物治疗，结果效果非常好。我在杜克大学医学院的室友吉姆·巴伦杰在这类研究中发挥了重要作用。鲍勃和吉姆使用了抗癫痫药物——得理多，这种药物在治疗颞叶癫痫方面非常有效。多年来，其他抗癫痫药物如拉米克妥在治疗双相障碍患者方面也显示出较好的疗效，即使是在患者患有长期双相障碍的极为困难的情况下。

鲍勃现在的主要目标之一，是尝试在 3 岁开始出现双相障碍症状的儿童中使用抗癫痫药物进行治疗。这些不幸的年幼患者在疾病早期就表现出更为恶性的双相障碍形式，可能是由于其在出生后不久开始的点燃性现象所致。鲍勃相信，如果早期就开始治疗，我们便可以帮助这些孩子在未来减少许多麻烦。治疗这种恶性的双相障碍就像治疗癌症一样，等到癌症转移后再治疗则困难得多。

在治疗双相障碍和其他形式的抑郁症中使用抗癫痫药物是一种近期令人兴奋的新型治疗方法，我们可以把它视为未来的一种治疗工具。目前，寻找更有效的抗癫痫药物来治疗周期性双相障碍的研究工作仍在继续，随着对癫痫的更深入了解和更好的药物治疗方法的出现，我们可以期待这类药物带来更多的进展。

第十四章　致幻剂与治疗

几千来年，人类一直使用致幻剂以改变意识，并诱使我们脱离日常现实的体验。它们是如何做到这一点的，以及在我们"神游"时，大脑中发生了什么——这是我们最近才开始以科学方式理解的事情。

许多情况下，科学实际上并非决定于进行严格的研究，而是基于偶然发生的意外。1943 年，艾伯特·霍夫曼博士决定从麦角生物碱这种真菌中合成尽可能多的化合物——麦角生物碱被用于制造多种药物，从治疗哮喘到引产都有。霍夫曼所在的山德士（Sandoz）公司认为，麦角生物碱可能是更多有用药物的源泉。他继续合成了 51 种新的麦角生物碱衍生物，其中一种意外地沾到他手上，他不小心将其吸入体内。后来，据迈克尔·波伦（Michael Pollan）在《如何改变你的心智》一书中引述的话，他回到家，"在闭上眼睛的梦幻状态下……我看到一连串奇异的图像，极其奇特的形状，颜色变幻多端"。后来，他走出家门发现，在一场倾盆大雨后，"一切都在新鲜的光线中闪闪发光"。

阿尔多斯·赫胥黎在他的《众妙之门》（*The Doors of Perception*）一书中写道，经过一次致幻治疗后，"最平凡的物体也会发出神圣的光芒，就连灰色法兰绒裤子的褶皱也充满了'本真'。"当他凝视着一束鲜花时，他觉得它们"闪耀着自己内在的光芒，几乎都在压力下微微颤抖，承载着赋予它们的重要意义"。他还感受到自己与他人之间的界限消失，对所有生物都产生了一种亲缘感。

在 20 世纪五六十年代，精神科医生在监测患者两个小时或更长时间的情况下，给患者使用麦角酸二乙基酰胺（LSD）和裸盖菇素，并发现它们显著有助于治疗抑郁症。裸盖菇素千百年来一直被中美洲和南美洲的土著使用，并在多篇论文中显示具有抗抑郁的效果。与麦角酸二乙基酰胺相比，裸盖菇素的负面作用或有害影响较小，20 世纪五六十年代，精神科医生曾成功地用它来治疗抑郁症。此药物在 1971 年被禁止之前，麦角酸二乙基酰胺和裸盖菇素曾被用于大约 4 万名患者，包括晚期癌症患者、酗酒者、抑郁症患者和强迫症患者，早期均取得了良好的临床研究结果。

然而，当致幻剂声名狼藉时，这些早期研究便不了了之了。相关媒体报道了人们服用致幻剂后的糟糕体验：精神崩溃、说话颠三倒四、持续数天的恐怖梦境。蒂莫西·利里（Timothy Leary）提出的"打开心扉、自问心源、脱离尘世"的战斗口号为致幻剂敲响了厄运的钟。之后，美国政府展开了一场杜绝致幻剂的运动，向人们发出持续的警告，比如"这就是你吸毒后的大脑"，并配上煎锅中鸡蛋嗞嗞作响的图片。

1990 年，约翰斯·霍普金斯医院的罗兰·格里菲思和伦敦的帝国理工学院的罗宾·卡哈特-哈里斯两位科学家获得了使用致幻剂治疗抑郁症的实验许可。他们在《新英格兰医学杂志》上发表了一篇原创文章，报告说，裸盖菇素具有强大的抗抑郁效果，超过了常规 SSRIs 药物。

在致幻剂治疗机制背后的一个假设是，致幻剂能够抑制或解离自我，让埋藏深处的思维、感受和与世界联系的能力得以显现。这可能是事实，但也存在基本的生物学效应，可以纠正许多与抑郁症相关的应激系统异常。

在与专家讨论致幻剂作用机制时，波伦分享了一种或许过于悲观的观点：自我及其自私角色会抑制个体可能在经过多年纪律训练后，或在使用裸盖菇素治疗时，体验到连通感和增强的感官知觉。波伦指出，这个自我通常是一个内心神经质的存在，坚持主导局面。它狡猾且不轻易放弃权力，并认为自己是不可或缺的，因此，它会不停地与削弱自己的力量做斗争。波伦指出，自我善于从事自然选择所重视的活动：出人头地、受欢迎、被爱、获取食物，以及进行性交。为了让我们专注于任务，自我会强烈抑制任何可能分散注意力的事物，甚至会限制我们获取与他人保持和谐和与世界特殊关系的潜意识知识。

波兰继续写道，自我常常无法意识到存在着一个广阔的灵魂和精神世界，以及许多与我们个人经历不同的主观体验。或许，致幻剂带来对世界更深层次洞察的经验，只是在自我消失后，心灵中展开的一片空间。我们常常努力去防御的奇迹和恐惧便涌入意识之中，平常我们无法看到的感官世界的极端部分，也会以它们最引人注目的方式展现给我们。相比之下，抑郁是一种状态，会让人过度审视自己，从而导致无价值感。这是由一个叫作杏仁核的部分被激活引发的，同时大脑中的默认模式网络也被强烈启动。就像我之前提到的，抑郁是一种把强烈情感（如悲伤）过滤掉的状态。悲伤通常与珍贵的、充满爱的回忆有关，比如失去亲人，有时也是一种苦乐参半的情绪，既包括享受生活的美好富足，也包括面对所有关系都必须结束的残酷现实。但是，很多重性抑郁障碍的人经常无法感受到这种悲伤，甚至无法哭泣。相反，他们失去了与真实自我的联结，只沉浸在对自己严厉的批评和绝望中，所以他们只是狭隘地关注着自己，很难与他人甚至周围的世界产生联结。

在抑郁期间，默认模式网络会被高度激活。这导致了个体内向化，同时对自我进行极其苛刻的评判。抑郁症患者无法感受普通的感受，与他人极度疏远——所有这些特质使其与更深层次的意识和联系隔绝开来。

根据精神药理学家大卫·纳特（David Nutt）的观点，人们之所以会被困在抑郁等精神障碍中，是因为他们形成了一种完全受限的思维系统。精神医学给这种思维一个术语：反刍。致幻剂疗法的理念是，通过药物让个体处于一种接受性状态，在这种状态下，他们愿意接受关于如何思考过去和未来的新想法，同时治疗师可以强化这些想法。抑郁症患者会不断反思自己的过失，重复内疚的想法，并进行自我批评式的内心叙述。致幻剂的作用是打断这些思维和行为习惯，让控制它们的系统进行重新调整。

关闭默认模式网络会开启一个人与他人的社群感和与世界的联系。如果将自我（暂时性地）完全从这个等式中移除，致幻剂就能提供进入我们所有人都存在，但很少能接触到的意识层面的途径。

目前，对精神障碍使用裸盖菇素疗法是在有组织的心理治疗环境中使用的，并且需要相当数量的治疗师参与。在用药之前，会安排一次准备会话。在致幻剂作用期间，始终会有一名治疗师（在一些研究中可能会有两名治疗师）在场，时间长达 6 个小时。在接下来的几天甚至更久的时间里，患者还会进行进一步的整合会话，与这些治疗师讨论、巩固他们的体验。重要的是要观察，如果向处于睡眠状态或轻度麻醉下的抑郁症患者静脉注射致幻剂，那么致幻剂是否能发挥作用。另外，还可以开发出不促进致幻体验的现有致幻剂的类似物，但这些类似物仍具有充分的抗抑郁功效。裸盖菇素是特别安全和有效的，多所医学院和研究机构正在研究裸盖菇素对治疗抑郁症、强迫症、广泛性焦虑症和神经性厌食症的影响，其研究结果可能会为治疗精神疾病提供一种革命性的新方法。

与"自我"努力阻止意识扩展的观点形成部分对比的是，罗伊·谢弗（Roy Schafer）写了一篇相当精彩的文章，说明高度发达的"自我"如何能够拒绝"一切都会变得最好"的英雄主义想法。《精神分析的新语言》

（*A New Language for Psychoanalysis*）中有一章名为"精神分析对现实的看法"，其中提到的悲剧观并非指阴暗或绝望，而是：

> 悲剧观是指对人生中各种难题、矛盾、模糊和不确定性的敏感。它意味着对生活中的危险、恐惧、神秘和荒谬保持警觉。它要求我们看清胜利中的挫折，失败中的成功；快乐中的痛苦，痛苦中的快乐，甚至是在看似合理的行为中的罪恶感。悲剧观意味着我们要意识到，每个选择都伴随着失去，每种成长都伴随着限制。这个观点也包含了激情与责任之间不可避免的冲突，以及傲慢、幸福或品德高尚的人可能逆转命运的危险。拥有悲剧观的人懂得，在快乐中也有牺牲，在行动中也有恐惧和内疚，以及在面对无法解答的问题和难以理解的痛苦时的承受。最重要的是，在最艰难的时刻，人们才会真正认识自己。

在我看来，这个精神分析的构想代表了自我发展的最高水平，旨在承认人类境况的真相，并尝试去适应它。然而，在撰写本章时，我意识到它缺少一些关键要素——它没有涉及通过自律或使用致幻剂所能获得的提升意识状态，包括与所有生物建立广阔联系的感受。它也忽略了人类幸福的来源——爱的能力和必要性，以及勇气、感恩、慷慨和牺牲等观念——这些因素在很大程度上增强了个体生活质量的自我功能，尤其是在一个充满挑战和挫折的困难世界中。

致幻剂是很有前途的药剂，当在有经验的心理治疗师的指导下有效使用时，它们在一定程度上因其深远的生物效应，对抑郁症及相关疾病的影响可能比标准抗抑郁药物更大。

所有致幻剂共同的生物效应之一是它们能激活 5- 羟色胺 2A 受体。如果阻断了 5- 羟色胺 2A 受体，那么致幻剂就不会产生致幻效应。关于致幻剂生物效应的首批数据与它们作为抗抑郁药物的功效相关，显示它们关闭了在抑郁症中总是被激活的默认模式网络。正如前面提到的，该网络的激活会促使抑郁症患者内向并反复思考自己的缺陷。而关注外部世界的突显网络和处理解决问题的中央执行网络，则彼此隔离，也与默认模式网络隔离，在抑郁症患者中也往往功能低下。值得注意的是，这些网络都包含了大脑中 5- 羟色胺 2A 受体最集中的表达区域。

大脑由无数模块组成，在不同情况下，它们的相互连接和整合程度各不相同。当这些网络彼此失去联系时，正如我们在抑郁症患者中经常看到的，而在对照组中则较少出现，默认模式网络、突显网络和中央执行网络之间的缺乏沟通会引发许多问题。《自然医学》（ *Nature Medicine* ）杂志最近一篇精彩的论文揭示了一项关于裸盖菇素的双盲安慰剂对照试验，显示裸盖菇素明显减少了模块性，极大增强了大脑多个区域的全局整合。与 SSRIs 相比较，后者的抗抑郁效果起效较慢且不够强大，大脑的全局整合并未增加。这一发现指向了致幻剂独特的能力，能够迅速产生抗抑郁反应，并在单次使用后持续多天，效果比传统抗抑郁药物更强大。致幻剂促进的大脑全局整合可能有助于产生比正常意识特征更全面的心态。而这似乎有助于体验到所有生物之间的联系。

致幻剂还能强力激活 BDNF 系统。这种激活与神经元间连接增加、神经发生增加以及情绪记忆中枢体积的恢复相关。此外，致幻剂似乎独特地具备激活谷氨酸 AMPA 受体的能力，后面我会说明这对于氯胺酮的治疗效果至关重要。此外，它们还促进了条件恐惧反应的熄灭，这些反应会向情绪记忆中枢注入带有负面情绪的情感记忆。

致幻剂还会影响大脑后扣带皮层的厚度，这与人格特质有关，包括宗教信仰、超个人情感和灵性。

致幻剂部分通过激活 5- 羟色胺 2A 受体来激活抗炎反应程序。这并不奇怪，因为几乎所有免疫细胞都含有 5- 羟色胺受体，包括 5- 羟色胺

2A 受体。裸盖菇素和麦角酸二乙基酰胺是两种具有强效抗炎效果的致幻剂之一。

目前正是致幻剂化合物出现用于治疗抑郁症及相关疾病的绝佳时机，不论其作用方式。首先，这些疾病给健康带来了巨大负担，尤其是在一些主要药企退出精神研究的时候。致幻剂的安全性和疗效越来越受到认可。它们被滥用的可能性有限，而且不会上瘾。它们的治疗效果快速且通常具有持久性。最后，它们将心理治疗和精神药理学完美地连接在一起。

《自然》（*Nature*）杂志上一篇近期发表的论文报告了一种药物，在小鼠身上能结合到 5- 羟色胺 2A 受体，但不会引起小鼠在使用致幻剂后通常表现出的行为特征。这种药物在单次剂量后产生了持续的抗抑郁反应。现在我们需要在人体试验中看到相同的结果，但这是一条有希望的线索。

能激活 5- 羟色胺 2A 受体而不产生致幻效果的致幻剂，有望在下一代抗抑郁药物中发挥独特的作用。

致幻剂已经是许多文化传统和疗愈仪式的一部分，已有千年历史。今天，现代科学终于开始理解其中的原因。

第十五章　对传统抗抑郁药物的新认知

50多年来，人们一直认为去甲肾上腺素和血清素失衡是导致抑郁症的主要生物原因，这个理论也主导了近年来几乎所有研究新治疗方法的工作。但现在我们开始了解更多关于抑郁症的真正原因，发现了很多新的治疗目标，这些目标将成为研发下一代抗抑郁药物的重要方向。同时，我们开始怀疑去甲肾上腺素和血清素在治疗中的主要作用。

我们现在知道，像"SSRIs（选择性5–羟色胺再摄取抑制剂）"这样作用于血清素系统的药物，即使在血清素系统被阻断、移除或未被激活的情况下仍然有效。有趣的是，即使将血清素系统的关键元素移除，给予这些药物的小鼠仍然产生了SSRIs所引起的生化、行为和电生理效应。这表明血清素并非SSRIs药效的关键因素，说明我们需要一个新的模型来解释这些药物抗抑郁效应的机制。

大量证据表明，BDNF在多种神经系统过程中发挥关键作用，包括能够发挥正常的应激反应能力。最近的一篇论文明确指出，像丙咪嗪和SSRIs这样的传统抗抑郁药物，在其基因或其受体被失活的实验动物中并不起作用。因此，通过排除法，我们确定了BDNF对传统抗抑郁药物的治疗效果至关重要。

为了更直接地探索 BDNF 如何影响抗抑郁药物在大脑中发挥的作用，有研究发现，直接将 BDNF 注入脑干可以产生抗抑郁反应。另有研究表明，单次将 BDNF 注入情绪记忆中枢就足以在 3 天内促进抗抑郁反应。

在向情绪记忆中枢输注入 BDNF 后的 12 天内，单次输注 BDNF 仍能产生抗抑郁反应。这远远超过了蛋白质实际降解的时间间隔，说明 BDNF 可能正在产生与大脑可塑性相关的持续效应。

通过实验使 BDNF 基因或其受体失活，不仅可以消除 SSRIs 的抗抑郁作用，还可以消除三环类抗抑郁药物的抗抑郁作用。此外，研究表明，安非他酮（Wellbutrin）、文拉法辛（Effexor）和度洛西汀等其他抗抑郁药物也会与 BDNF 受体结合。

尽管传统的抗抑郁药物能够激活 BDNF 系统，但它们的作用很微弱。这可能就是为什么抗抑郁药物必须服用 2~3 周或更长时间，直到其浓度达到能够激活 BDNF 系统的临界点。至少有 40% 的患者对传统抗抑郁药物方案没有反应，这也是可供解释的原因。

BDNF 及其受体对氯胺酮的治疗效果也至关重要。通过实验使 BDNF 或其受体基因失活，氯胺酮的抗抑郁功效就会消失。氯胺酮是比传统抗抑郁药物更有效的 BDNF 系统激活剂。

总之，情绪记忆中枢的 BDNF 信号似乎是传统抗抑郁药物的抗抑郁反应的关键组成部分。当然，这并不意味着大脑中的其他部位没有参与其中，多种神经回路对抗抑郁药物的疗效也是至关重要的。尽管如此，在调节抗抑郁反应中，BDNF 对情绪记忆中枢的影响为抑郁过程中的神经回路提供了重要线索。

虽然 BDNF 是促进传统药物和氯胺酮抗抑郁效果的关键因素，但实际上，我们推测血清素或去甲肾上腺素也发挥着作用。血清素可能会间接激活 BDNF 系统，在增强控制者活动的同时降低杏仁核的活动。另一方面，我们知道多巴胺对于快乐的预期和体验至关重要，而在抑郁症的实验模型中，多巴胺的作用明显减弱。遗憾的是，安非他酮对多巴胺活性的刺激非常微弱，目前还不清楚这种作用在多大程度上影响了它的抗抑郁功效。科学家正在积极寻找其他能够有力而安全地增强多巴胺系统的化合物，以对抗抑郁症的快感缺失。到目前来看，这并不是一件容易的事情。

罗恩·杜曼（Ron Duman）博士为我们理解抑郁症的基本机制以及抗抑郁药物的作用机制做出了许多贡献。他和埃里克·内斯特勒（Eric Nestler）在耶鲁大学创建了分子精神医学实验室，这是世界上最早专注于抑郁症和其他精神疾病的分子和细胞生物学研究的实验室之一。

杜曼实验室首次证明，慢性压力会抑制实验动物情绪记忆中枢的 BDNF 表达。他还首次证明，抗抑郁药物可以增加情绪记忆中枢的 BDNF 功能，从而启动并持续抗抑郁效应，并为我们理解氯胺酮的作用机制做出了许多贡献。

罗恩还首次发现多类抗抑郁药物能刺激海马区的神经发生，推动了寻找促进神经发生的治疗抑郁症的方法。

他是精英神经科学家中的一员，他们摆脱了对神经递质及其在引发抑郁症受体的关注，转而专注于大脑中细胞类型的多样性、错综复杂的相互作用分子网络，以及导致抑郁症的特定脑回路中的分子和细胞基础。他运用了最精密的神经科学和分子学方法，以期产生一系列经得起时间考验的研究成果。

罗恩在宾夕法尼亚州的小镇埃本斯堡长大，生活在一个七口之家，温馨而热闹，他有一个庞大且亲密的直系亲属家族。他是耶鲁大学医学院伊丽莎白·米尔斯和豪斯·詹姆森精神医学教授兼神经科学教授，获得过诸多荣誉，包括入选美国国家医学院。

不幸的是，2021 年，罗恩与家人在阿迪朗达克山脉徒步旅行时因心脏病发作去世，享年 66 岁。他对于科学研究所做出的巨大贡献，他的善良慷慨、正直幽默将永远被缅怀。

抑郁症的相关研究仍在继续，但罗恩无疑让我们在这条道路上走得更远。

第十六章　氯胺酮的功效与副作用

最近研究发现，氯胺酮能在几分钟内发挥显著的抗抑郁作用——这是过去 50 年来抑郁症研究领域中最重要的发现。

氯胺酮是通过谷氨酸系统发挥作用，自 20 世纪 50 年代以来，它一直被用作一种安全的麻醉剂，但氯胺酮卓越的抗抑郁效果则引起了来自世界各地的抑郁症研究实验室对谷氨酸的强烈关注。大约有 3% 脑神经细胞中含有去甲肾上腺素、多巴胺和血清素等化合物，而 50% 的神经细胞中含有谷氨酸。谷氨酸是大脑中神经细胞产生兴奋作用的主要神经递质。谷氨酸在控制中枢和情绪记忆中枢等结构方面的调节作用比去甲肾上腺素等神经递质作用效果更佳。氯胺酮通过谷氨酸发挥功效，其作用速度比标准抗抑郁药物更快、缓解率更高，防止复发的效果也更好，这并不令人惊讶。

在持续的高强度压力下，神经细胞会释放出大量谷氨酸。这会导致神经细胞快速放电，耗尽细胞的能量供应并使细胞死亡。随后，剩余的谷氨酸储存会相应减少，最终导致抑郁状态。在这种情况下，氯胺酮能够让谷氨酸适度地释放，从而激活谷氨酸 AMPA 受体。这种激活反过来又几乎立即促进了控制中枢和情绪记忆中枢的 BDNF 的释放。数小时内的累积效应是显著的，表现为神经细胞之间的连接增加、前额叶皮质和边缘系统区域的神经可塑性增加、情绪记忆中枢的神经发生增加以及突触功能显著改善。氯胺酮还具有抗炎特性，这可能有助于治疗抑郁症。

科学家和临床医生发现，如果一个人的控制中枢和情绪记忆中枢的初始大小减少的越多，那他对氯胺酮的反应就越强烈。深睡眠减少是精神性抑郁症的常见诱导因素，而深睡眠减少最多的人对氯胺酮的反应最好。此外，氯胺酮还能迅速地改善认知功能。

CLOCK 基因的异常也能够预示氯胺酮的反应。抑郁症患者的昼夜节律紊乱会影响神经递质和激素，从而导致休息活动周期发生显著改变，并在抑郁和躁狂之间进行短期和长期循环。目前正在进行的一项前瞻性试验，采用在昼夜节律周期的不同时间点服用氯胺酮的方法，以进一步了解氯胺酮在生物学和临床上如何影响人体的每日生物钟。

氯胺酮可能成为全新类别抗抑郁药物的典型代表，它能够有选择性地靶向其影响的元素，同时产生较少的副作用。数据显示，将心理治疗与氯胺酮结合使用，将比单独使用其中一种方法获得更高的康复率和更低的复发率。

氯胺酮的发现之所以重要，不仅因为它表明存在治疗抑郁的速效抑制剂，还因为它本身就可以作为一种重要的治疗工具。然而，少数患者可能会出现解离反应，即患者不知道自己是谁或身处何处——虽然这些症状几小时后就会消失，但这需要在使用氯胺酮后的最初几小时内有医生在场。目前正在开发的其他化合物也具有氯胺酮的疗效，但没有这些令人不安的反应。

随之而来的问题是，关于氯胺酮能在多大程度上改变抑郁症的含义。一种几乎能立即产生长期的积极效果，并对患者的神经生物学有明显影响的化合物，可以显著减少公众对抑郁症的污名化的程度。最后，也许人们会明白抑郁症是一种基于生理的疾病，就像心脏病一样。这种认识将会有助于消除与精神疾病相关的某些污名，同时也将促进医疗保险覆盖面的平等。

罗伯特的故事

当罗伯特·威尔逊第一次来到美国国立卫生研究院时，他已经抑郁了大半辈子。他的父亲在他4岁时离开了家，这导致了他的第一次抑郁。10岁之前，他的叔叔曾多次对他进行性骚扰。

读大一时，罗伯特曾试图自杀。自杀的起因是女友与他分手，以及无法专心学习导致学业困难。

罗伯特今年34岁了，他目前的抑郁症主要表现为无价值感、焦虑、食欲不振、早醒以及无法感受到任何形式的愉悦。这是一种严重的、典型的精神性抑郁症。然而，我们无法确定导致他当前抑郁症的明确诱因。他告诉我："医生，你知道我经历了多少逆境吗？！我一次次陷入抑郁，但每次我都会坚持活下来，硬着头皮去做该做的事。很多时候，我都在装模作样，这样就不会有人怀疑我得了抑郁症。现在我不能再这样做了，我保证，我绝不会像我的父亲那样让家人失望！"

罗伯特来到美国国立卫生研究院临床中心时，他已经尝试过丙咪嗪、百忧解、安非他酮、文拉法辛、度洛西汀以及当时新推出的SSRIs类药物来世普，但这些药物都没有显示出有效的疗效。不过，当时我们正在进行试验一种新药，那就是氯胺酮。

罗伯特参与了包括多种容量的多次PET扫描的氯胺酮试验。我们用PET扫描来评估应激系统和大脑其他区域的解剖变化，以及相关代谢活动变化、结构之间的联系，大脑炎症的程度以及多种神经递质和激素的活动。神经影像学已经彻底改变了我们对抑郁症的相关生物因素和有效抗抑郁药物的作用机制的理解。

除了 PET 扫描外，我们还获取并分析了罗伯特的整个 DNA 序列。他接受了整夜标准脑电图（EEG）睡眠研究，以及一种名为脑磁图（MEG）的睡眠研究。脑磁图研究可以监测到抑郁症所特有的波频，而氯胺酮可以修正这种波频。我们采用定期血液抽样的方式来帮助追踪其炎症和应激激素、代谢和凝血参数，并检查激素分泌的昼夜节律模式。

罗伯特的控制中枢和情绪记忆中枢明显缩小、杏仁核增大，且有脑部炎症的迹象，尤其是应激系统。他的脑磁图高度异常，应激激素（尤其是皮质醇和去甲肾上腺素）都大幅升高。

罗伯特住院前两周的主要目标便是完成这项检查。住院第 15 天，试验正式开始了，罗伯特接受了小剂量氯胺酮的静脉注射。

输液 6 个小时后，罗伯特感觉平静多了，重度抑郁感有所减轻。又过了两个小时，他感觉完全康复了。当罗伯特意识到这一巨大变化时，他哭了起来。他说："我从未相信自己还能有这种感觉。"

我们都感到惊讶。与标准抗抑郁药物需要 2~3 周的潜伏期不同，氯胺酮只需数小时就能发挥作用。

然而，我们并不知道长期的影响会是什么，也就是说，当时我们不知道他病情的缓解是否能持续下去。

罗伯特接受单次输注后的第 10 天，他的抑郁症复发了。尽管罗伯特感到气馁，但他对输液的最初反应证明，他了解自己还可以恢复健康，这一点至关重要。这给了他希望。罗伯特尝试过 SSRIs，但没有任何效果。现在，当我们尝试使用 SSRIs 药物来士普时，他有了反应。数据表明，氯胺酮引起的病情缓解会降低后续抗抑郁试验的反应阈值。

然而，氯胺酮的其他早期试验也显示出明显的风险。例如，在另一个中心，一名对单剂量氯胺酮有急性反应的患者在失去反应后变得绝望，最终自杀身亡。与任何药物一样，我们必须谨慎使用。

氯胺酮的半衰期只有 2.5 小时，这意味着，150 分钟后，血浆中的氯胺酮剂量只剩下一半。然而，尽管氯胺酮能迅速清除体内毒素，但单次用药产生的抗抑郁反应往往能持续近两周。显然，氯胺酮引发的下游变化远比它的半衰期要长。对氯胺酮的长期研究表明，每两周注射一次氯胺酮是有效的，现在已长达一年之久。在停用氯胺酮很长时间后，有些人仍能保持长期的抗抑郁反应。

氯胺酮为我们提供了一条重要线索，让我们了解了神经递质谷氨酸在抑郁症治疗中可能发挥的关键作用，以及 BDNF、BDNF 受体和AMPA 受体的作用。这些发现具有重要意义，在这一充满希望的研究领域中，许多新药正在涌现出来。

氯胺酮是我们治疗抑郁症的有力工具，但它并非没有重大风险。当氯胺酮被用作娱乐性毒品时也很危险——它俗称"K 粉"。由于氯胺酮是一种麻醉剂，它能让人产生一种愉悦的超脱感，也会让使用者意识不到伤害，甚至是严重的受伤，过量使用很可能导致心跳加快、血压升高、癫痫发作和死亡。

第十七章　走出抑郁

神经精神医学领域的工作正处于一个令人兴奋的时期。在经历了半个世纪的缓慢进展期之后，我们已经进入了治疗抑郁症的新时代。基于最新抑郁症神经生物学研究的成果，已经出现了 30 多种新的化合物和治疗方法，它们反应出与上一代抗抑郁药物和治疗方法完全不同的方向。这些新型药物大多起效快（在几小时内）、药效长、缓解率更高。在多年未能深入了解抑郁症的核心病理生理特征后，这些突破让我感到难以言表的兴奋和欣喜。

氯胺酮是一种谷氨酸 NMDA 受体拮抗剂，是这些新一代药物中的第一种。NMDA 受体是中枢神经系统中广泛存在的主要谷氨酸受体之一。它们影响从学习和记忆到情绪、认知和呼吸等关键过程。

低剂量氯胺酮可用作抗抑郁药物。低剂量使用不会损害神经元。如前所述，低剂量氯胺酮与 NMDA 受体结合后，不仅可以刺激控制中枢和情绪记忆中枢的谷氨酸，使其温和释放，还会激活 AMPA 的谷氨酸受体，进而激活 BDNF 系统。当然，或许还有其他我们尚未完全了解的作用，如可以用来增益氯胺酮抗抑郁功效。

　　首个获准用于治疗抑郁症的氯胺酮类药物是艾司氯胺酮（Esketa-mine），这种药物的作用与氯胺酮一样，化学式也几乎相同。如果将氯胺酮作为口服药物，它会在胃肠道中降解，因此不会产生疗效。要使氯胺酮进入大脑，必须通过静脉注射或喷鼻的方式射入，才能进入中枢神经系统。艾司氯胺酮的首次临床研究非常成功，单次用药后数小时内的反应率为 72%，并可持续两周。而安慰剂的反应率不到 5%。研究表明，间歇性用药可产生持续至少一年的抗抑郁反应。目前，这些试验正在进行当中。艾司氯胺酮也可模拟氯胺酮对谷氨酸 AMPA 受体的作用，随后激活 BDNF 系统。艾司氯胺酮于 2019 年获准用于治疗抑郁症。

　　科学家进行了临床试验，这些试验非常有前景，开发出了几种 NMDA 拮抗剂。第一种药剂 AXS-05 就是长期以来被认为是 NMDA 拮抗剂的右美沙芬（Dextromethorphan）和安非他酮（Wellbutrin）的复方制剂。AXS-05 获得了美国食品药品监督管理局的突破性认证，不仅可用于治疗重性抑郁障碍和阿尔茨海默病，在戒烟方面也很有效。AXS-05 还依赖于涉及 AMPA 受体和 BDNF 的后 NMDA 阻断效应。

　　一氧化二氮（又称笑气）也是一种 NMDA 受体拮抗剂。吸入一小时浓度 50% 的一氧化二氮，两小时内就能明显缓解抑郁症状，该剂量在两周后仍然有效。单次吸入一氧化二氮不会产生严重的不良反应，但超过这个剂量会导致一些人感到头痛和恶心。最新数据显示，25% 的一氧化二氮剂量对耐药性抑郁症同样有效。目前正在进行研究，以确定其长期使用的安全性。如果单次吸入至少两周有效的数据成立，那么长期使用应该不成问题。有趣的是，一氧化二氮的部分功效还来自它释放的多巴胺。

　　艾司美沙酮（Esmethadone，REL-1017）是美沙酮的一种变体。它具有轻度至中度的 NMDA 阻断特性。使用 4 天后，抑郁症就得到了改善，并持续整个为期 14 天的试验期，完全缓解率超过 50%。而安慰剂的反应率仅为

5%。伴随头痛和恶心的轻微副作用。在试验中服用艾司美沙酮的患者既没有解离或精神错乱，也没有阿片类药物的影响或戒断症状。

无须阻断 NMDA 受体的新型抗抑郁药物

快速抗抑郁药物不一定需要阻断 NMDA 受体，它还可以通过其他途径生效。去甲氯胺酮（Norketamine）是氯胺酮经酶代谢后形成的一种分解物。就其本身而言，去甲氯胺酮具有类似氯胺酮的强效抗抑郁作用。不过，它并不是 NMDA 拮抗剂，而是通过急性释放谷氨酸，激活 AMPA 受体和 BDNF 系统，迅速达成抗抑郁的效果。

大麻二酚（Cannabidiol）是大麻中的一种非心理活性成分。在实验动物的研究中，单剂量服用大麻二酚可快速、持续地产生类似抗抑郁的效果，这与前额叶皮质和情绪记忆中枢的 BDNF 水平增加有关。这种 BDNF 释放的激活不涉及 NMDA 受体，并伴随着神经可塑性和神经发生迅速而显著的增加。目前一些研究正在确定大麻二酚的最佳剂量和安全性。

直接作用于谷氨酸系统的化合物

除了 NMDA 和 AMPA 受体外，还有由 9 种不同的亚型组成的谷氨酸受体，叫作代谢型谷氨酸（mGlu）受体。当 2 型代谢型谷氨酸受体受阻断时，大脑会迅速向前额叶皮质和情绪记忆中枢释放谷氨酸。这种作用几乎会立即增强前额叶皮质的神经可塑性，增多情绪记忆中枢的神经发生。

除了 2 型代谢型谷氨酸受体拮抗剂外，初步数据显示，3 型、5 型和 9 型受体拮抗剂也可能具有治疗效果。这是一个巨大的新研究领域，就抗抑郁疗效而言，这些新药物可能在抗抑郁疗效方面超越其他几个新药物类别。

寻找直接刺激谷氨酸 AMPA 受体的药物

世界各地的研究人员都在寻找能够直接有效且安全地激活谷氨酸 AMPA 受体的化合物，用以激活 BDNF 系统。迄今为止，这一目标一直难以实现，因为现有的 AMPA 受体药物已被证明具有毒性。

治疗抑郁症的 GABA 受体激动药

GABA 是大脑中仅次于谷氨酸的第二大神经递质，在所有神经元中占 20%。与谷氨酸不同，GABA 是一种抑制性神经递质，即关闭神经元而不是激活神经元。因此，有几种 GABA 受体激动药被用作抗焦虑剂或镇静剂。

许多证据表明，抑郁症患者的 GABA 神经传递功能衰退。他们大脑的 GABA 浓度降低，血液和脑脊液中 GABA 含量也减少。

最近的一项重大进展发现，别孕烯醇酮（Brexanolone）是首个真正有效治疗产后抑郁症的药剂。众所周知，产后抑郁症难以治疗，甚至会威胁生命安全。别孕烯醇酮是神经类固醇家族的一员，也是 GABA 活性刺激剂。神经类固醇的结构与肾上腺、卵巢和雄性类固醇相同，但它们完全产生于大脑中。别孕烯醇酮还具有类似黄体酮的作用，这是合乎逻辑的，有数据表明，产后停用黄体酮会大大加剧这种抑郁亚型的严重程度。

祖拉诺酮（Zuranolone）与别孕烯醇酮高度相似，也是一种 GABA 受体激动药，能够有效治疗产后抑郁症和重性抑郁障碍，并且可以口服。这也是一项重大突破。

快速治疗抑郁症的致幻剂

另一项重大进展是，我们对致幻剂如何作为有效的、快速起效的抗抑郁药物的机制有了更深刻的了解。如前所述，这些致幻剂独特的效果可能使它们成为有效的抗抑郁药物。

裸盖菇素，即"魔法蘑菇"，迄今为止是致幻抗抑郁药物的代表，已经获得了美国食品药品监督管理局的"绿色通道"资格，这意味着它即将获得使用许可。《新英格兰医学杂志》中一篇主要文章报告称，裸盖菇素的疗效与 SSRIs 相当甚至更胜一筹，有数据表明致幻剂可能会在抑郁症治疗领域引发革命，裸盖菇素是一种非常快速起效的抗抑郁药物。

天然存在的死藤水是从亚马逊盆地发现的两种植物中提取的，含有致幻剂 DMT。与其他致幻物质类似，它能激活 5- 羟色胺 2A 受体。通过单次 21 毫克的剂量，抑郁症患者能在 7 天内显著改善。

长期以来，人们一直认为麦角酸二乙基酰胺可以缓解抑郁症状，也认识到其危险性（大剂量的麦角酸二乙基酰胺当然有危险性——麦角酸二乙基酰胺过量会诱发攻击行为、杀人或自杀念头，并导致癫痫发作、心律不齐和脑出血等）。最近对健康志愿者进行的一项研究涉及使用微剂量麦角酸二乙基酰胺，类似于使用裸盖菇素的剂量，未出现任何使用标准剂量麦角酸二乙基酰胺时发生的不良效应。对这些微剂量的动物实验研究显示，它们具有高度有效的抗抑郁效果。目前正在进行麦角酸二乙基酰胺在治疗抗药性患者中的抗抑郁效果的研究，结果尚待发布。

抗炎药物作为有效的抗抑郁药物

鉴于炎症对抑郁症患者的重要影响，目前正在进行试验以评估抗炎化合物在抑郁症治疗中的效果。塞来昔布（Celecoxib）是一种强效非甾体抗炎药（NSAID），与标准抗抑郁药物相比，能显著改善抗抑郁反应。其他一些强效非甾体抗炎药也取得了良好的效果。

细胞因子拮抗剂（白细胞为刺激免疫反应而产生的化合物）和其他免疫抑制剂也具有抗抑郁作用。拮抗剂对 TNFα、白介素 –6、白介素 –12 和白介素 –23 的初步研究表明其在抗抑郁方面具有独立的疗效，同时还能增强其他抗抑郁药物的效果。

Omega-3 脂肪酸具有多种代谢和抗炎作用，并在多个试验中独立或与其他抗抑郁药物联合试验中也显示出抗抑郁的效果。

目前有无数种抗炎化合物可供选择，其中许多将进入临床试验，以确定哪种对缓解抑郁症状最有效。研究人员正不断努力开发新的、更为有效、且副作用最小的抗炎药物。

双相障碍的新疗法

卢美哌隆（Lumateperone，商品名 Caplyta）是一种对 5– 羟色胺 2a 受体和多巴胺 D2 受体起拮抗作用的药物。与同类药物相比，这种药物不会引起致幻现象、不良的代谢效应或体重增加，因此可能成为喹硫平（Seroquel）的替代药物。喹硫平是一种治疗双相障碍的高效药物，具有明显加速代谢和提高食欲的特性。

治疗躁狂症发作的新的改进疗法

右美托咪定（Precedex）是一种镇静剂，不会影响患者的警觉性，90% 以上的患者可在 20 分钟内缓解躁狂症状。

肉毒杆菌毒素

一篇刊登在著名期刊《科学》（*Science*）上的简短报告发现，当研究者要求抑郁症患者保持微笑，只要他们能够保持足够久的微笑时间，就能缓解抑郁。在此基础上，研究者进一步给抑郁症患者注射肉毒杆菌毒素来使抑郁症患者更持久地保持微笑。最后发现，55% 的患者反应良好，而对安慰剂有反应的患者仅占 5%。肉毒杆菌毒素的治疗效果完全取决于其促进患者持续微笑的能力。

影响去甲肾上腺素和 5– 羟色胺的新药

左旋米那普仑（Levomilnacipran，商品名 Fetzima）是一种 5- 羟色胺去甲肾上腺素再摄取抑制剂。与其他 5- 羟色胺去甲肾上腺素再摄取抑制剂不同，如文拉法辛和度洛西汀，它们主要是 5- 羟色胺再摄取抑制剂（90%/10%），相比而言，左旋米那普仑则是 50/50 的组合，类似于丙咪嗪。因此，左旋米那普仑很可能是治疗抑郁症的一种有前景的方法，并且无须担心对心脏产生副作用。三环类药物是治疗精神性抑郁症最有效的药物之一。

影响阿片系统的药物

我们的身体会产生各种神经递质和激素，这些神经递质和激素会与大脑中的受体结合，这类受体再与吗啡和相关阿片类化合物结合。这些化合物统称为内源性阿片类物质，包括 beta 内啡肽。另一种是与特定 Kappa 阿片受体结合的 Kappa 阿片类药物。大量临床研究表明，Kappa 类阿片拮抗剂可能会对情绪和焦虑谱系障碍患者产生治疗效果。

多项研究表明，Kappa 阿片系统在调节压力的不良影响方面起着至关重要的作用。在与压力相关的药理学中，达因吗啡（Dynorphins）是一个重要因素。它是一组主要通过结合 Kappa 阿片受体发挥其效应的阿片肽。

慢性压力、不可控压力和社交挫败压力所导致的抑郁样行为在一定程度上是通过 Kappa 阿片受体中介的。接受 Kappa 阿片拮抗剂治疗的小鼠会减少由压力引起抑郁样行为。

最近的一项研究发现，6 名对抗抑郁药物和电休克疗法无效的患者在服用 Kappa 受体拮抗剂丁丙诺啡（Buprenorphine）后病情有所改善。对 32 名接受了布普诺啡治疗的难治性抑郁症患者进行的一项双盲安慰剂对照的试点研究表明，Kappa 受体拮抗剂具有积极的治疗效果。目前，多个地点正在进行 Kappa 拮抗剂治疗抑郁症的临床试验。

抑郁症神经生物学最新突破背后的天才人物

我们在抑郁症神经生物学治疗中取得的许多突破都源于所罗门·斯奈德（Solomon Snyder），他是世界上最具影响力的神经科学家之一，也是该领域被引用最多的作者之一。他对神经生物学做出了非凡的贡献，包括发现人体在整个大脑中都有自己的阿片受体，最著名的是内啡肽（内源性鸦片）受体与吗啡结合，还有几种阿片类化合物与其他几种阿片受体结合。许多科学家认为，运动员在剧烈运动后会感到情绪高涨，是由于其体内的内啡肽在起作用。此外，研究证明，阿片类药物与饮酒相关的情绪高涨相关。近期研究发现，吗啡阿片受体的拮抗剂纳洛酮能显著帮助酒精成瘾者戒酒。目前科学家仍在进行试验，以确定人体内源性阿片是否能够有效治疗抑郁症患者的特定亚型，激活 Kappa 阿片受体通常会导致抑郁症。

此外，所罗门还确定了一氧化氮气体在神经传递、炎症和阴茎勃起中的关键作用。后者促进了万艾可（Viagra，又称伟哥）等药物的研发。当靶向前额叶皮质时，反复接触一氧化氮会产生抗抑郁效果。除了阻断NMDA 受体外，一氧化二氮还能激活一氧化氮系统，这可能是其抗抑郁功效的原因之一。

所罗门克隆了多种神经递质和神经生长因子受体，并研究出许多精神活性化合物的作用机制。他的工作极大地影响了精神分裂症和抑郁症的相关研究。约翰斯·霍普金斯大学神经科学系现更名为"所罗门·斯奈德神经科学系"。同时，所罗门也是美国拉斯克医学奖的获得者。

所罗门最初想成为一名精神科医生，他对科研兴趣不大，更关注人们的感受，喜欢思考大脑是如何工作的。但在美国国立卫生研究院度过了几个夏天后，他对科研的看法发生了变化。所罗门发现，实验室研究与教科书和大学课程中的学科内容非常不同，科研富有创造性、艺术性，而且其乐无穷。而且，在研究院的工作也使他对生化工具解决各种问题的能力产生了浓厚兴趣。

所罗门参与的所有培训中，最具开创性的经历是他在朱利叶斯·阿克塞尔罗德（Julius Axelrod）的实验室工作。所罗门在研究院工作的夏天结识了朱利，随后他询问对方是否愿意带领他在研究院奖学金期间工作学习。朱利说："所罗门，申请我实验室助理研究员职位的人大多来自哈佛大学和耶鲁大学，而你只上过乔治城大学。按理说我不会同意，不过与我搭档的研究员不来了，现在我身边有一个空缺。考虑到你在医学院实验室的出众表现，我接受你的请求。"

所罗门并不介意他人的冷眼，他只在乎他的工作。与朱利共事的岁月是他职业生涯中最重要的时光。朱利导师才华卓越，工作效率极高，激励着所罗门和其他同事。当时人们都以为朱利有 50 名博士后在为所罗门工作，实际上却只有 5 名。而朱利实验室里所有的研究员，后来都成了举世闻名的科学家。朱利还乐于接受学员的新奇想法，不过最具创意的想法通常都是所罗门提出来的。例如，朱利顺口说的话以及不经意间提出的建议，却帮助所罗门找到人体自身的阿片受体以及与之结合的化合物，还有多种血清素、乙酰胆碱和组胺受体。所罗门甚至分离出多种神经生长因子，这些神经生长因子在有助于抑郁症的临床和生化表现的应激系统关键部位的组织损失中发挥着重要作用。

和朱利一样，所罗门也培养了许多学生，这些学生后来在神经生物学领域取得了杰出成就。他认为自己延续了朱利的教学风格——像养育孩子一般指导学生。同时，所罗门会适时运用些心理疗法，如卡尔·罗杰斯（Carl Rogers）强调的无条件积极关注，通过正面强化来激励学生。如果研究进展不顺，他从来不会批评学生，而是鼓励学生从失败中吸取教训；如果学生在研究上取得了进展，他会毫不吝啬地表扬学生。他经常询问学生的想法，并鼓励他们深入思考。

有些学生缺乏实验经验，朱利会指导他们构建合理的项目结构，首个项目的成功会帮助学生建立自信心。渐渐地，学生就不再依赖导师，其独立程度虽因人而异，但朱利希望一年后项目中90%的想法都由学生提出。在实验室研究管理方面，朱利信奉走动式管理，他鼓励学生积极参与科研讨论，他自己仅发挥指导作用。我以朱利为榜样指导学生，并且非常享受我的博士后工作。

对抗 CRH 的作用

CRH 引发了许多与精神性抑郁症相关的行为和生理表现，如焦虑和恐惧相关行为、压力激素激活、炎症以及食欲不振、睡眠不足和性冷淡。我们认为，CRH 拮抗剂是治疗精神性抑郁症的最佳候选药物。为了证明这一观点，我们利用一种不会被消化道降解的小分子，穿过血脑屏障，结合受体部位临界点上的一个小口袋来拮抗 CRH 受体。其他人也曾试验过 CRH 拮抗剂，但他们犯了一个错误，那就是将非典型抑郁症患者包括进来。我们已经证明，这些患者的应激系统和 CRH 活性都会减弱。因此，CRH 拮抗剂很可能会使非典型抑郁症恶化，使研究结果模糊化。此外，针对剂量使用不当的问题，我们已经找出能产生最大行为和生理效应的精确剂量。该项目将于近期启动。

可直接刺激 BDNF 系统的口服药物的研发

我留到最后介绍的是最好的潜在治疗抑郁症的药物。整本书中，我都在强调 BDNF 在抑郁症的病理生理学以及几乎在所有抗抑郁药物的作用机制中的关键作用。BDNF 会在胃肠道中分解，也不能通过血脑屏障进入大脑。因此它既不能口服，也不能通过静脉注射。

抗焦虑药物项目提供了一个成功案例，它克服了口服吸收和化合物穿越血脑屏障的障碍问题。研发小分子激活 BDNF 受体等同于直接激活其关键系统。抑郁症精神医学研究的重要成就中就有这样一种可以口服的治疗抑郁症的化合物，它们能被完整地口服吸收，穿过血脑屏障，并与 BDNF 受体紧密结合。该项目完全可行。

诚然，将这种化合物设计成拮抗剂比较容易，它不必完全适配就能阻断受体。但是药物学家知道，想要激活受体，就需要更完美的适配性。相比之下，开发一种小分子来激活 BDNF 受体则更加困难，因为需要更加精准的契合。

此外，我们还需要深入探究 BDNF 的合成和降解机制。如果我们知道是什么关闭了 BDNF 系统，就能开发出这种分子的阻断剂。同时，识别能够激活 BDNF 分泌的化合物将是另一种有效治疗抑郁症的途径。尽管氯胺酮和所有其他抗抑郁药物似乎都能间接激活 BDNF 受体，但我们仍然在寻找一种能够更有效、更持久地激活 BDNF 受体的化合物。

如前所述，CLOCK 基因在双相障碍患者的体内发生了突变。药理学专家设计了一系列小分子，这些小分子不仅可以口服、穿过血脑屏障，还可以改变 CLOCK 基因的功能活性。关于这些药物对双相障碍疗效的研究还在起步阶段。

我们实验团队对大脑功能研究成果与突破，都可以追溯到埃里克·内斯特勒（Eric Nestler）的研究发现。在我看来，埃里克·内斯特勒是当今精神医学领域最杰出的神经科学家。他为分子精神医学研究做出了卓越的贡献。相比其他研究者，他对奖赏、成瘾、抑郁和适应性背后的分子机制有更深入的研究，这些研究成果推动了多种治疗成瘾、抑郁和提高复原力药物的开发。

埃里克的父母是第一代移民，在他很小的时候，父母就鼓励他学医。但他选择医学，不仅是遵从父母的意愿，更是出于自己的兴趣和热爱。在 40 年的研究生涯中，他不忘初心，保持对所从事的医学和科学教育事业的热爱。

埃里克在耶鲁大学取得了本科、医学和博士学位。博士后期间，他在诺贝尔奖获得者保罗·格林加德（Paul Greengard）的实验室学习工作。格林加德博士是一位杰出的导师，在他的引领下，埃里克也成为格林加德大家庭的一员。他与顶级学者罗恩·杜曼（Ron Duman）一起创建了世界上第一个精神医学分子实验室，并将分子科学的技术原理等应用到精神医学研究中。埃里克发表了 650 多篇论文，曾任神经科学学会主席，是美国国家医学院和美国艺术与科学院院士。他曾多次获得国家和国际研究奖项，是世界上被引用次数最多的科学家之一。

他与罗恩·杜曼（Ron Duman）提出了极其重要的假说，即抑郁症的神经退行性变反映了 BDNF 的缺失。研究也证明，在面对压力时，BDNF 会变得缺乏。目前他的实验室正进行两项研究，一项是努力开发一种可以口服的 BDNF 激活剂，用于治疗抑郁症；另一项研究旨在开发速效的抗抑郁药物。第一项研究涉及 Kappa 阿片类药物系统，这在前面的章节中已经讨论论过。此外，他还致力于通过影响钙通道动力学来治疗抑郁症。

除了在成瘾和抑郁研究方面的突出贡献外，他率先开展了有关复原力和对压力易感性的分子研究，这有助于明确这个领域的概念。

他是抑郁症表观遗传学领域的先驱者，为该领域做出了最重要的贡献。他正在积极地研究这一领域，希望能够为数百万抑郁症患者提供帮助。

第十八章　提升复原力

当代抑郁症研究的目标之一，是学习如何预测和预防抑郁发作。我们已经在识别风险群体，以及利用相关疗法来防止抑郁症的严重发作上取得了进展，迅速发展的复原力研究领域正在帮助我们实现这一目标。

在复原力的研究领域中，有这样一个基本问题：为什么有些人在遭受极端的创伤后仍能活出心花怒放的人生，而有些人却陷入低谷，从此一蹶不振？例如，我此生遇到的最有魅力、乐观积极的人，他在十几岁时被德国士兵关押在一辆一百多号人的货运汽车上，被送往纳粹集中营，那里没有水也没有食物。当时正值二战即将结束之时，盟军终于意识到法西斯对犹太人的种族杀绝，随即展开救援。列车在行驶途中不断遭到盟军的飞机扫射，增加了车厢内的伤亡与恐慌。谁能在心理上经受住那样的折磨？然而，这个人在我认识他的时候已经七十多岁，没有任何抱怨和悔恨。他慷慨大方、心胸开阔，在战后过上了富有意义的生活。是什么让他能做到了这一点？

这个问题非常重要。虽然我们希望给每个人提供积极、轻松、舒适的生活，但这并不可能实现。人们会经历失去、匮乏和野蛮的行为。想想那些生活在贫困、不安全地区的受虐儿童，我们无法切实地制止虐待、减轻贫困，或确保他们的安全。所以，一个重要的问题是：怎样才能通过个人经历、识别生物基因，或研发相关药物，帮助个体在负面经历下茁壮成长？

近年来，关于复原力的生物学研究迅速蓬勃发展，并涵盖了精神医学、心理学、医学、神经生物学和分子生物学等多个领域。我们目前所了解的一些内容如下：大量的神经影像学研究为我们提供了案例，证明了脑部特定区域的变化如何增加对压力的脆弱性，这些区域影响着认知灵活性、认知控制，并影响情绪调节的因素和脑区。我还将讨论有关大脑中负责调节奖励响应性的区域在神经解剖学和功能活动上的差异，这直接促进了复原力的培养，以及讨论调节我们消除创伤记忆能力的大脑区域，从而使个体在抑郁症等疾病中不会被恐怖的回忆所困扰。最近的研究发现了一些特定基因，使人对压力刺激更易产生负面反应，可能导致抑郁发作。基因疗法有望修复这些异常基因，并提高对抑郁症的抵抗力。最后，我会详细介绍多项药理学研究，这些研究确定了一些药物，有望帮助极度脆弱的个体在面对严重身体和情感压力时转变为具备复原力的状态。开发促进复原力的药物势必成为临床神经科学中最重要的领域之一，仅次于基因疗法的发展。

培养复原力或导致脆弱性的环境和人际因素

复原力是指在面对创伤、悲剧、威胁或重大压力来源时，能够良好适应而不至于出现临床抑郁的能力。

与传统观点中将复原力视为一种稳定、类似特质的特征不同，复原力现在被认为是多维、动态的能力，受内部因素和环境因素终生相互作用的影响。它是一种主动而非被动的过程。举例来说，面对严重压力，具有复原力的个体会表现出超过 300 个关键基因的表达增加，而易受伤害的个体在这方面的增加则远远低于 100 个。因此，复原力是一个复杂的构建，可被概念化为与发展和环境因素相关的动态过程。

在孩子的成长过程中，有很多因素都可以帮助他们预防抑郁症，与一个和蔼可亲的成年人建立亲密关系就是其中之一。这个成年人可以是孩子尊重认可的对象，不会对孩子提出不切实际或完美主义的要求，而是悦纳孩子的本真面貌，帮助他们提升社交能力。在孩子面临逆境时，这个成年人能够指导孩子调节情绪，给他提供满满的安全感。以上都有利于帮助孩子建立积极、健康的依恋关系。研究表明，提高情绪意识和应对自我效能可能是安全依恋、降低应激反应性的两种机制。

那些有足够能力给予和接受帮助、已经培养出有效的自我关照方式、拥有目标或意义感，并且能够建立实质性、持久人际关系的个体，在面对强烈压力或创伤时具有相当的复原力。表达感激、善良和共情的能力也能促进复原力。对于易感的个体，可以通过多种方式增强复原力，包括提升其自尊和意义感的心理治疗，以及对抗生物学上的易感性的药物治疗。

人类和动物都拥有镜像神经元系统，它促进了个体理解他人情绪和意图的能力。镜像神经元系统对于同情和有效感知他人意图的强大能力会促进复原力，而在这些功能上能力降低则会增加易受伤害性。

积极的情绪、乐观的态度、充满关爱的照料者、高度可靠和胜任的人生榜样、灵活性、在逆境中重生的能力，以及强大的社会支持都会增强复原力。利他主义、对正当事业的承诺、从逆境中获取意义的能力，以及对情感痛苦和悲伤的容忍，也会增强复原力。

个体的应对策略对于复原力特别重要，可以分为两类。第一类是积极的应对方式，与对压力情况的实际或感知控制相关联。这种应对方式被认为会促进复原力反应。第二类是消极的应对，包括回避或无助等机制，与易感性的增强相关。

追求完美主义会减弱个体的复原力。尤其是对那些认为自己为了保持自尊，必须尽量避免失落和挫败的人来说，情况更为明显。无法坦然面对损失或挫败，带着羞耻感，就会大大减弱应对悲伤的能力，也会减弱应对日常生活中不可避免的挑战的能力。那些由于害怕伤害他人，或因为担心报复或被抛弃而压抑自己的人，极易受到伤害，更容易感到无助、无能，最终可能导致抑郁。

童年时期反复遭受的创伤和持续面对无法控制的压力，会极大地削弱复原力。在收养机构中，较晚被收养的儿童的杏仁核较大。在动物实验中，压力诱导的肾上腺类固醇分泌会使未成熟的杏仁核转变为能够巩固和存储带有负面情绪记忆的成熟杏仁核。在人类中，未患有抑郁症且具有复原力的人，其杏仁核较小，而患有抑郁症的易感个体的杏仁核较大。一项研究调查了一些曾被领养的儿童，他们在被领养之前，曾在某些机构中接受过照料。研究发现，那些在看到父母的图片时，相比于看到陌生人图片，对此显示出较小杏仁核反应的孩子，其 3 年后报告的焦虑和抑郁症状显著减少。在成年人中，如果在经历重大创伤后不久接受测量，他们对恐惧面孔的杏仁核反应较低，与一年后较低的抑郁和创伤后应激障碍症状相关。

相反，在生命早期，轻度至中度的压力可能会让人产生一种预防效应。这样的经历会增加神经可塑性和神经发生，并增加控制中枢的大小。在生命早期享有丰富、有爱的环境，以及接触可管理的新奇事物，会增加个体日后的适应能力。定期运动和冥想会增加中枢神经系统的可塑性，有效促进其适应能力的提升。

复原力的神经生物学

在实验动物中的研究证实了这样一个概念，就是我们可以将个体分为"高度易感"或"有复原力"的群体。比如，当一群老鼠被长期暴露于由社交挫败造成的压力环境时，它们都会显示出应激系统的激活，还会因此出现强迫性的饮水行为。但大约有 35% 的被压力影响的老鼠属于"有复原力"的那一群，它们表现出了与其他"高度易感"老鼠不同的行为，比如不回避社交、在社交互动中体温不增加、不会出现快感缺失的症状（比如对蔗糖、高脂食物或性行为的兴趣下降），也不会有以暴饮暴食、肥胖和中枢激素紊乱为特征的代谢综合征。可以看出，有复原力的动物并不是完全没有症状，但当这两种类型的动物都经历长期的社交压力时，它们能对许多易受伤动物所表现出的其他特征产生很强的抵抗力。

被归类为高度易感的动物表现出焦虑样行为和对大声噪音的反应增强，同时其大脑中促进复原力的神经肽 Y（NPY）水平也明显下降。

大多数复原力研究着眼于受压力的动物中行为或分子异常的缺失。直到最近，我们才开始尝试研究更积极的复原力机制，即在有复原力的个体中发生的保护性变化。

神经解剖学与复原力

拥有较大的控制中枢以及相应的抑制杏仁核或激活奖赏系统的能力，可以增强复原力，减少抑郁的发生率。相反，控制中枢大小的减少及其抑制杏仁核或促进奖赏系统活动的能力降低，则可能导致易受伤性增加，抑郁发生率升高。我们发现，患有抑郁症的母亲，其子女在 6~10 岁期间，在表现出任何抑郁迹象之前，控制中枢相对较小。这一发现表明，与抑郁相关的神经解剖异常先于疾病实际发作，并易于促进疾病的发展。

一个较大的情绪记忆中枢有助于提升复原力并降低患抑郁症的倾向，而一个较小的情绪记忆中枢则增加了对压力的易感性和抑郁的可能性。研究发现，童年经历过慢性虐待的抑郁症女性的情绪记忆中枢体积较小。此外，研究发现，抑郁症患者情绪记忆中枢体积的减少与抑郁发作的持续时间相关。值得庆幸的是，有效的药物治疗可以增加情绪记忆中枢体积。

具有复原力且不受抑郁困扰的个体，对愉悦刺激有着更积极的奖赏系统响应，他们的奖赏系统能够正常运作，可以自己享受乐趣，因此拥有更高的自尊心。他们应对压力时，更乐观、更自信。而易受伤害、患抑郁的个体则对愉悦刺激的奖赏系统响应减少，自尊心明显减弱，很容易被压力刺激所吓倒。

促使我们重新思考的大脑回路

复原力的表现方式之一，是我们能够远离让自己感到不舒服或引发应激反应的情境，并对其进行重新评估。这被称为"认知重评"，是一种有效的情绪调节策略。在对健康女性进行的一项功能性磁共振成像（fMRI）研究中，更高的认知重评率与对恐惧和愤怒面孔图像的杏仁核反应降低，以及调节情绪的前额叶皮质区域的激活水平更高相关联。

同样地，在一项对 1 800 名青少年进行神经成像研究中，具有复原力的青少年拥有更大的前额叶皮质区域（这个区域对情绪的认知控制更强），同时拥有较小的杏仁核。

那些童年遭受过虐待的成年人以及易患抑郁症和创伤后应激障碍的人，他们在认知功能方面大都有缺陷，包括工作记忆、注意力和认知灵活性等。

显然，童年创伤和执行功能困难之间紧密相关，经过长期探索，我们现在对如何解决这一问题有了更好的认识。

消除恐惧记忆

当我们摆脱险境、转危为安时，拥有消除恐惧记忆的能力对于适应功能至关重要。控制中枢被确认为是核心的大脑结构，它能帮助我们适应性地消除无用且负面的情绪记忆。我们发现在具有复原力的个体中，其控制中枢和情绪记忆中枢的活动更为明显。

遗传因素

多种微小的基因突变会对我们产生影响，让我们更容易感到压力或产生抑郁。这些突变可能导致恐惧感增加，以及对压力的行为和生理反应增强，乐观性下降，感知到的社会支持减少，情绪波动性增加，更易患抑郁症。导致神经发生减少并影响 BDNF 基因活性的突变，以及在阻碍应激反应中产生的损伤修复和恢复的突变，也发挥了作用。基因突变还可能提高冲动行为和自杀行为的风险，降低焦虑减轻基因的活性，并在接触威胁性面孔后引发更强的杏仁核活动。所有这些因素都指向了过度应激反应和抑郁易感性的潜在风险。

谷氨酸系统

谷氨酸系统在大脑皮层对压力过度反应中起着重要作用，同时，谷氨酸也在抑郁症的发病机制中扮演着重要角色。

近期，对因自杀而死亡的抑郁症患者进行的尸检研究显示，他们的额叶皮质以及负责对情绪进行认知控制的前额叶皮质区域的谷氨酸水平显著增加。一个去除突触中谷氨酸的基因突变导致其清除减少，使谷氨酸水平升高。谷氨酸水平的上升与显著的抑郁易感性相关。

GABA 系统

GABA 是一种抑制性神经递质系统，其活跃会减少焦虑。正如之前所说，GABA 激动剂被广泛用作抗焦虑药物。重性抑郁障碍患者的大脑中 GABA 水平较低，他们的血浆和脑脊液中也有所下降。但经过长期抗抑郁药物治疗后会恢复正常。抑郁易感个体的关键酶基因受损，该酶有助于促进 GABA 的合成。

多巴胺

在一项研究中，科学家研究了 3 万名创伤后应激障碍患者和 17 万名病例作为对照组。结果发现，参与多巴胺调节的帕金森病基因 PARK2 与女性对应激反应过度有关。后来，对研究 81 个有重性抑郁障碍家族史的家庭的研究发现，在抑郁症女性患者中，多巴胺受体基因变异的概率是有抑郁症病史的女性的 3 倍，并使她们患上另一种重性抑郁障碍的风险增加了 450%。

CRH 受体 1 基因（促肾上腺皮质激素释放激素受体 1 基因）

CRH 受体基因的突变会影响对社交线索的敏感度，以及感知他人可能感受的能力。另一个 CRH 受体的突变会促进激素和对压力的自主神经反应增加。这两种突变都会增加对压力的易感性。

CACNA1C 基因

钙通道受体在神经传递中起着重要作用。人们认为这种受体会在抑郁症中发生异变，并且不同性别对此的表现也有差异。对于男性，这种基因突变会导致他们对压力的情绪反应激烈，削弱他们对社会支持的感知能力并抑制乐观情绪。对于女性，这种基因突变会缓和她们对压力的情绪反应，激发她们获得更高的社会支持感以及促进乐观情绪的产生。

但是面对这些由同种基因突变引发的现象，我们并不知道为什么性别差异会导致不同的结果。

参与神经发生的两个基因

TCF4 基因和 BDNF 基因对于健康的神经发展至关重要。这些基因发生突变会降低我们应对压力的能力，而应对压力的能力是在面对困难时促进复原力的关键。

APOE4 基因

APOE4 基因最显著的特点是，其携带者患阿尔茨海默病的风险至少增加一倍。大约有 30% 的人携带这种基因变异，这与过度的应激反应和易感性有关，也与抑郁症发病率增加 25% 以上有关。它可能会影响我们在经历了大量压力后所需的修复和康复。患有创伤后应激障碍和抑郁症的人更容易患上失智症，所以 APOE4 基因可能是这两种病症发展的一个共同因素。同时，携带 APOE4 基因的人在晚年更容易出现抑郁和认知功能障碍。

血清素转运基因

血清素转运蛋白从突触中清除血清素并降低整体血清素神经传递。血清素转运基因的突变会增加个体对压力和抑郁的易感性，特别是对已处于风险状态的人。

单胺氧化酶基因

单胺氧化酶基因的突变会降低复原力，增加抑郁和自杀发生率。这个基因参与代谢和减少多巴胺、血清素和去甲肾上腺素的总量，它的功能在易感和抑郁的个体中得到增强。多巴胺功能低下与快感缺失和抑郁有关，血清素功能低下可能与抑郁、冲动和自杀有关。另一方面，去甲肾上腺素在精神性抑郁症中增多，在非典型抑郁症中可能减少。

COMT 基因

COMT 基因导致去甲肾上腺素的降解。在易感的高风险群体中，当去甲肾上腺素神经传递增加时，其活性会在抑郁高风险的易感个体中降低。我们发现，过量的去甲肾上腺素分泌是抑郁症的主要生物学特征之一。携带这种突变的儿童通常表现出早发性抑郁。

神经肽 Y（NPY）

我们主要针对啮齿类动物开展了研究。结果表明，因为 NPY 具有很强的抗焦虑作用，其释放是由应激诱导的，可见 NPY 在帮助人们积极应对压力方面发挥着作用。同时，NPY 大量表达于边缘系统区域，这些区域与唤醒和对刺激和记忆的情绪价值的分配有关。NPY 基因突变会降低其分泌量，从而削弱复原力，使人更容易患上抑郁症。

FKBP5 基因

童年时期遭受虐待或患有抑郁症加剧了人们对 FKBP5 基因缺陷的反应，使人们变得更为敏感。这种基因缺陷会显著降低皮质醇的生物效应，从而增加抑郁易感性。携带这种缺陷的受试者在面对极大压力时非常脆弱，会患上由压力引起的抑郁症。童年时期遭受的严重虐待以及这种基因突变会使个体的重性抑郁障碍发病率增加 4 倍以上。

增强复原力的药物手段

我们现在对复原力的神经生物学和遗传学有了足够的了解，能够设计试验来评估多种可能促进复原力、减少易感性的药物。我们将探讨 6 种药物，它们展现了一些有希望作为治疗手段、促进复原力的特性。

乙酰左旋肉碱

乙酰左旋肉碱具有多种特性，使其在旨在提高复原力的试验中备受关注。乙酰左旋肉碱能影响前额叶皮质和杏仁核中的谷氨酸释放。它具有强大的抗炎作用，可减少血液和大脑的细胞因子水平。此外，乙酰左旋肉碱在支持神经元能量产生方面发挥着重要作用，在双相障碍患者中存在基因缺陷。总的来说，这些发现展示了乙酰左旋肉碱不仅能提高抗压力，还能在抑郁症动物模型中产生抗抑郁效果。

在实验动物中评估抗压复原力的一种标准方法是社会挫败压力范式。该程序将没有经验的小鼠暴露在高攻击性的小鼠中。通过显示社交退缩和严重焦虑的迹象来确定易感性群体，而复原力群体则表现出较少的社交退缩和焦虑。如果给接受社会挫败压力范式的小鼠群体注射乙酰左旋肉碱，它们会表现出更少的社交退缩和焦虑。可见，这种药物可以使易感性小鼠变得更具复原力。

最近的数据显示，抑郁症患者的血浆中乙酰左旋肉碱水平大幅降低，而这种现象与抗抑郁药物的使用不相关。这种情况在经历早期忽视或创伤以及早期抑郁症发作的患者中最为明显。目前正在进行的研究旨在探究乙酰左旋肉碱在健康受试者中，提高对实验性焦虑模型的复原力作用，以及在治疗与早期忽视、创伤和早期抑郁症发作相关的抑郁症亚型中的作用。

氯胺酮

氯胺酮能迅速让大脑变得更灵活，也能增加新神经细胞的生长。最新研究试图利用这一特点来加强心理治疗，帮助人们更好地思考自己的生活和人际关系。这种重新思考对于提高复原力很重要。相关动物实验表明，如果提前使用氯胺酮，可以减少受到压力刺激后的习得性恐惧，也能防止在社交挫折后导致皮质醇激增，产生严重焦虑感和强烈孤立感的情况。

神经肽 Y（NPY）

NPY 是一种能帮助减少焦虑情绪的神经肽。它的水平与特种部队士兵更好的行为表现和更强的复原力相关。在压力下，较高的 NPY 水平与较低的解离体验和情绪困扰相关，这表明 NPY 可能与无法控制的压力下的复原力相关。一些研究正在试图通过刺激 NPY 分泌或鼻腔给药的方式来了解它的作用。

MDMA（亚甲二氧基甲基苯丙胺）

2017 年，MDMA 首次被允许用于治疗创伤后应激障碍。平均病程为 20 年的创伤后应激障碍患者对亚甲二氧基甲基苯丙胺产生了积极反应，而且反应持续时间很长，在最初用药后持续了数年。在其他几项与这种化合物疗效相关的研究中，也复制了这种积极和长期的效果。在最保守的结果中，54% 的患者有完全缓解的反应，而安慰剂组只有 20%。亚甲二氧基甲基苯丙胺还能将易感人群转化为有复原力的人群。

MDMA 似乎还能优化对心理疗法的重要反应，原因有几点。第一，它有助于建立患者和治疗师之间的合作和信任。第二，它促进了对人际联系的渴望。第三，它促进了自我关怀。所有这些因素都可能使患者在应对艰难时，不致崩溃。

去甲肾上腺素受体阻滞剂

初步证明，在创伤事件发生后的 12 小时内服用去甲肾上腺素受体阻滞剂，可以帮助减轻事件带来的负面影响。

炎症阻滞剂的作用

当老鼠经历社交挫折压力时，具有复原力的老鼠血液中的某种免疫刺激物质白介素 -6 和皮质醇水平比较低，而脆弱的老鼠则较高。让脆弱的老鼠服用一种可以阻止白介素 -6 的药物后，它们表现得更坚强了。这说明炎症对决定脆弱特质方面起着很大的作用。

正如我们所看到的，现在我们对于是什么使一个人更容易脆弱或更具有复原力有了更好的理解，因此识别一个脆弱的个体并早期干预，防止真正严重的抑郁发作应该不再那么困难。此外，可以设想，仅仅通过心理治疗就可能阻止从脆弱状态转变成抑郁状态。通过避免抑郁症的全面爆发，或许能够阻止一种抑郁发作增加对另一种抑郁发作的易感性的循环，直到患者经历了 9 次左右的发作后，即使没有明显的触发因素，也可能自发陷入抑郁状态。

抗抑郁药物能逆转许多与抑郁症相关的结构和神经生物学变化。复原力调节的介质与长期抗抑郁治疗调节的介质之间存在大量重叠，这就提出了一种可能性，即现有抗抑郁药物的一种作用方式是通过诱导抑郁症患者与一些天生具有复原力的个体自然发生相同的适应。因此，这些见解为开发治疗压力相关疾病的新方法提供了一条新的道路。除了寻找预防或逆转压力或抑郁的有害影响的方法外，可能还可以诱导天然的复原力机制，这与现有抗抑郁药物的作用不同。

不断发展的抑郁症新疗法

随着我们对应激系统的神经解剖学、细胞学、生物学和分子结构有了更深入的了解，我们将掌握更多知识，从而更好地治疗抑郁症。

　　未来几年，抑郁症的新疗法定会如雨后春笋般涌现，无论在速度、疗效还是在抑郁症亚型涵盖方面，都将远远超过传统的抗抑郁药物。临床医生必须熟悉大量新药，熟练掌握其作用机制、相互作用和最佳应用。如果给患者服用一种新药，就需要定期（每隔几周）进行随访，这应该成为义务而不是选择。患者需要经常就诊，以便医生评估他们的病情进展和对药物副作用的耐受性。此外，在使用此类药物期间，医生要比平时更加关注患者，进行相应的心理治疗并仔细评估其行为和认知能力。

　　我们对抑郁症的认识和治疗已经进入了全新的时代，也确定了快速和有效治疗抑郁症的关键目标。但我们仅仅是触及了疾病的表面，还有许多新方向需要探索。更有效的神经保护剂可能会成为有效的抗抑郁药物，并且全球范围内的医学专家正在积极寻找这些化合物。基于目前正在进行的研究工作，很可能会出现更快速和更全面诱导神经可塑性和神经发生的新型化合物。

结论

　　抑郁症就像一种癌症。随着更深入地了解大脑如何编码我们身份的多个方面，我们发现这些回路存在结构性和功能性缺陷，扭曲了人性的许多特征。抑郁症消除了积极的自我残余，使个体感到无助和毫无价值，他们无法预期或体验快乐，他们的情感记忆仅限于过去失败和被遗弃的画面，对未来的想象让他们害怕下一次的失败和孤独。双相障碍患者也有类似的症状，他们被冲动所支配，不计代价、执着地追求快乐。他们会参与一些平日里绝不会容忍的活动，而当他们恢复正常后，又会感到羞辱。他们的事业和家庭往往毁于一旦，绝望随之而来，许多人因此丧生。

　　抑郁症是一种神经退行性疾病，导致应激系统中许多区域的组织和功能丧失，而这些组织和功能有助于确定自我价值、估计惩罚和奖励的可能性，以及促进预期和体验快乐的能力。我们已经确定了大脑中造成这些结构缺陷的特定化合物。我们还知道，应激系统的结构和功能会因应激源的不同而发生重大改变，而为了避免应激源影响抗抑郁药物的疗效，心理治疗对于帮助患者接受应激源是至关重要的。总的来说，抑郁症是应激系统出现了问题，新一代有效的抗抑郁药物能够迅速改善许多结构和功能上的变化。

在躁狂症患者中，我们看到前额叶皮质的许多区域发生了神经退化，而这些区域通常可以调节冲动、抑制过度冒险、对情绪进行认知控制，并抑制边缘部位对快乐的病态追求。在重性抑郁障碍和双相障碍中，神经元对抗炎症和有毒化合物以及自我修复的能力都会下降。神经元无法正常地相互连接，无法产生足够的细胞能量来进行关键的细胞运作，也无法促进必要的新神经元的诞生以帮助应对压力情况下不断增加的需求，这导致神经元通路萎缩，功能失调。

此外，抑郁症还会对影响全身生理过程的大脑部位产生影响，导致过早出现冠心病、中风、糖尿病和骨质疏松症。所以，在不会有其他健康状况不佳或自杀的风险的条件下，这些恶性结果会使人缩短 7~10 年的生命。

抑郁症是一种反复发作的疾病，它可以从童年开始，也是青少年死亡的最大原因，患有抑郁症的青少年认为他们的生活将被永远改变。抑郁症是一种可以控制但无法治愈的终生疾病，如果得不到治疗，病情往往会随着时间的推移而恶化，并且会在一生中多次复发，最终可能独立于突发的应激源和生活事件。

抑郁症几乎会影响大脑和身体的每一个细胞，这显然需要采取全面的保险安全措施。尽管我们在理解和治疗抑郁症方面有了一些进步，但可悲的是，仍有太多抑郁症患者得不到适当的治疗，尤其是那些长期陷入无尽绝望的贫困及弱势群体。

致谢

抑郁症影响了有助于界定人性的关键特质，它影响了大脑的多个部位，其中包括那些编码自我评估和身份认同的部分，并且明显与遗传、神经解剖和大脑代谢活动的改变有关。我很感激有机会将我在精神分析精神医学和神经生物学方面的研究融入这本包含了我毕生心血的书中。我希望这本书既能阐明抑郁症的严重性，又能根据最新研究成果和多种新型抗抑郁药物的发展，为人们带来新的希望。让我感到特别高兴的是，我能够为心理治疗在抑郁症治疗中的价值构建出一个生物学基础。

首先，我要感谢我的妻子卡罗尔·戈尔德，感谢她对我的信任、支持以及贯穿本书的思想启发。她是一位出色的作家和编辑，帮助我完成了这本书。我还要感谢我的孩子，乔纳森、利娅和萨拉，他们给了我灵感，赋予了我生命的意义，他们还就本书手稿提出了许多有益的建议。此外，我还要感谢我的实验室成员以及弗雷德·古德温、林恩·洛里奥和乔治·克鲁索斯等关键人物，他们给予了我很大支持。患者是我们的向导和老师，他们勇敢地参与了多项临床研究程序。此外，我感谢美国国立卫生研究院给了我开展研究工作的机会，该研究院在我的整个职业生涯中提供了非凡的支持。

珍妮弗·埃雷拉作为强烈支持本书出版的代理人，她对书中的许多观点都有影响。阿歇特图书集团的肖恩·德斯蒙德承担了本书的出版，他和同事佐耶·卡里米同样给予了我大力支持和帮助。我还要感谢兰登书屋出版社的约瑟芬·格雷伍德所提供的意见和支持。许多朋友和同事都为本书提出了许多精辟的建议，这些建议在本书中都有所体现。他们包括乔治·克鲁索斯、汤姆·韦尔、彼得·怀布罗、朱利奥·利西尼奥、黄马力、德克兰·墨菲、约翰·卡尔顿、唐纳德·施瓦茨、苏珊·维诺克、克里斯托弗·卢拉、芭芭拉·纳特、戴维·鲁宾、萨莉·阿特赛罗斯以及克里和杰克·卡尔斯-马歇尔。感谢所罗门·斯奈德和威廉·邦尼，允许我将他们与美国神经精神药理学学院的部分访谈内容刊登在网站上。

参考文献

第一章　抑郁之苦

1. Jouanna J. Greek Medicine from Hippocrates to Galen. Edited by Philip van der Eijk. Brill. Leiden, the Netherlands. 2012: 335–60.
2. Garofalo I. Galen's commentary of Hippocrates' De humoribus. Stud Anc Med. 2005; 31: 445–56.
3. Kraepelin E. One Hundred Years of Psychiatry. Literal Licensing. New York. 1921.
4. Kraepelin E. Manic-Depressive Insanity and Paranoia. Wentworth Press. New York. 1903.
5. Semrad EV. Semrad: The Heart of a Therapist. Edited by Susan Rako and Harvey Mazer. Jason Aronson. New York. 2003.
6. Gold PW, Goodwin FK, Chrousos GP. Clinical and biochemical manifestations of depression. Relation to the neurobiology of stress (2). N Engl J Med. 1988; 319: 413–20.
7. Gold PW, Goodwin FK, Chrousos GP. Clinical and biochemical manifestations of depression. Relation to the neurobiology of stress (1). N Engl J Med. 1988; 319: 348–53.
8. Gold PW. The organization of the stress system and its dysregulation in depressive illness. Mol Psychiatry. 2015; 20: 32–47.
9. Gold PW, Gabry KE, Yasuda MR, Chrousos GP. Divergent endocrine abnormalities in melancholic and atypical depression: clinical and pathophysiologic implications. Endocrinol Metab Clin North Am. 2002; 31: 37–62.
10. van Velzen LS, Dauvermann MR, Colic L, et al. Structural brain alterations associated with suicidal thoughts and behaviors in young people: results from 21 international studies from the ENIGMA Suicidal Thoughts and Behaviours consortium. Mol Psychiatry. 2022; 27: 4550–60.
11. Aqil M, Roseman L. More than meets the eye: the role of sensory dimensions in psychedelic brain dynamics, experience, and therapeutics. Neuropharmacology. 2022; 223: 109300.
12. Gold PW, Chrousos GP. Melancholic and atypical subtypes of depression represent distinct pathophysiological entities: CRH, neural circuits, and the diathesis for anxiety and depression. Mol Psychiatry. 2013; 18: 632–34.

13. Casarotto PC, Girych M, Fred SM, et al. Antidepressant drugs act by directly binding to TRKB neurotrophin receptors. Cell. 2021; 184: 1299–313.
14. Björkholm C, Monteggia LM. BDNF—a key transducer of antidepressant effects. Neuropharmacology. 2016; 102: 72–79.
15. Gold PW, Wong ML, Goldstein DS, et al. Cardiac implications of increased arterial entry and reversible 24-h central and peripheral norepinephrine levels in melancholia. Proc Natl Acad Sci USA. 2005; 102: 8303–8.

第二章 当精神医学遇到生物学

1. Kuhn R. The treatment of depressive states with G 22355 (imipramine hydrochloride). Am J Psychiatry. 1958; 115: 459–64.
2. Kraepelin E. One Hundred Years of Psychiatry. Literal Licensing. New York. 1921.
3. Gold PW, Goodwin FK, Chrousos GP. Clinical and biochemical manifestations of depression. Relation to the neurobiology of stress (1). N Engl J Med. 1988; 319: 348–53.
4. Gold PW, Goodwin FK, Chrousos GP. Clinical and biochemical manifestations of depression. Relation to the neurobiology of stress (2). N Engl J Med. 1988; 319: 413–20.
5. Gold PW. The organization of the stress system and its dysregulation in depressive illness. Mol Psychiatry. 2015; 20: 32–47.
6. Gold PW, Chrousos GP. Melancholic and atypical subtypes of depression represent distinct pathophysiological entities: CRH, neural circuits, and the diathesis for anxiety and depression. Mol Psychiatry. 2013; 18: 632–34.
7. Casarotto PC, Girych M, Fred SM, et al. Antidepressant drugs act by directly binding to TRKB [BDNF] neurotrophin receptors. Cell. 2021; 184: 1299–313.
8. Björkholm C, Monteggia LM. BDNF—a key transducer of antidepressant effects. Neuropharmacology. 2016; 102: 72–79.
9. Axelrod J. Studies on sympathomimetic amines. I. The biotransformation and physological disposition of l-ephedrine and l-norephedrine. J Pharmacol Exp Ther. 1953; 109: 62–73.
10. Axelrod J, Whitby LG, Hertting G. Effect of psychotropic drugs on the uptake of H3-norepi-nephrine by tissues. Science. 1961; 133: 383–84.
11. Axelrod J. Noradreneline: fate and control of its biosynthesis. Nobel lecture. Science. 1971: 173: 598–606.
12. Hertting G, Axelrod J. Fate of tritiated noradrenaline at the sympathetic nerve-endings. Nature. 1961; 192: 172–73.
13. Gold PW, Loriaux DL, Roy A, et al. Responses to corticotropin-releasing hormone in the hypercortisolism of depression and Cushing's disease. Pathophysiologic and diagnostic implications. N Engl J Med. 1986; 314: 1329–35.
14. Neurobiology of depression. N Engl J Med. 1989; 320: 869–70.
15. Gold PW, Wong ML, Goldstein DS, et al. Cardiac implications of increased arterial entry and reversible 24-h central and peripheral norepinephrine levels in melancholia. Proc Natl Acad Sci USA. 2005; 102: 8303–8.
16. Gold PW, Loriaux DL, Roy A, et al. Corticotropin-releasing hormone in the hypercorti-solism of depression and Cushing's disease. N Engl J Med. 1987; 316: 217–19.
17. Schildkraut JJ. The catecholamine hypothesis of affective disorders: a review of supporting evidence. 1965. J Neuropsychiatry Clin Neurosci. 1995; 7: 524–33; discussion 523–24.
18. Thase ME, Kupfer DJ, Fasiczka AJ, et al. Identifying an abnormal electroencephalographic

sleep profile to characterize major depressive disorder. Biol Psychiatry. 1997; 41: 964–73.

第三章 压力和抑郁的关系

1. Lee BH, Kim YK. The roles of BDNF in the pathophysiology of major depression and in antidepressant treatment. Psychiatry Investig. 2010; 7: 231–35.
2. Roozendaal B, Okuda S, de Quervain DJ-F, McGaugh JL. Glucocorticoids interact with emotion-induced noradrenergic activation in influencing different memory functions. Neuroscience. 2006; 138: 901–10.
3. Jankord R, Herman JP. Limbic regulation of hypothalamo-pituitary-adrenocortical function during acute and chronic stress. Ann N Y Acad Sci. 2008; 1148: 64–73.
4. McCall JG, Al-Hasani R, Siuda ER, et al. CRH engagement of the locus coeruleus noradrenergic system mediates stress-induced anxiety. Neuron. 2015; 87: 605–20.
5. Ferry B, Roozendaal B, McGaugh JL. Role of norepinephrine in mediating stress hormone regulation of long-term memory storage: a critical involvement of the amygdala. Biol Psychiatry. 1999; 46: 1140–52.
6. Sheline YI, Barch DM, Price JL, et al. The default mode network and selfreferential processes in depression. Proc Natl Acad Sci USA. 2009; 106: 1942–47.
7. Benarroch EE. The locus ceruleus norepinephrine system: functional organization and potential clinical signficance. Neurology. 2009; 73: 1699–704.
8. Gold PW. The organization of the stress system and its dysregulation in depressive illness. Mol Psychiatry. 2015; 20: 32–47.
9. Gold PW, Goodwin FK, Chrousos GP. Clinical and biochemical manifestations of depression. Relation to the neurobiology of stress (2). N Engl J Med. 1988; 319: 413–20.
10. Wong ML, Kling MA, Munson PJ, et al. Pronounced and sustained central hypernoradrenergic function in major depression with melancholic features: relation to hypercortisolism and corticotropin-releasing hormone. Proc Natl Acad Sci USA. 2000; 97: 325–30.
11. Gold PW, Wong ML, Goldstein DS, et al. Cardiac implications of increased arterial entry and reversible 24-h central and peripheral norepinephrine levels in melancholia. Proc Natl Acad Sci USA. 2005; 102: 8303–8.
12. Gold PW, Chrousos GP. The endocrinology of melancholic and atypical depression: relation to neurocircuitry and somatic consequences. Proc Assoc Am Physicians. 1999; 111: 22–34.
13. Lyra E Silva NM, Lam MP, Soares CN, et al. Insulin resistance as a shared pathogenic mechanism between depression and type 2 diabetes. Front Psychiatry. 2019; 10: 57.
14. Gold PW, Wong ML, Chrousos GP, Licinio J. Stress system abnormalities in melancholic and atypical depression: molecular, pathophysiological, and therapeutic implications. Mol Psychiatry. 1996; 1: 257–64.
15. Roozendaal B, Brunson KL, Holloway BL, et al. Involvement of stressreleased corticotropin-releasing hormone in the basolateral amygdala in regulating memory consolidation. Proc Natl Acad Sci USA. 2002; 99: 13908–13.
16. Drevets WC, Price JL, Simpson JR Jr, et al. Subgenual prefrontal cortex abnormalities in mood disorders. Nature 1997; 386: 824–27.
17. Drevets WC, Savitz J, Trimble M. The subgenual anterior cingulate cortex in mood disorders. CNS Spectr. 2008; 13: 663–81.
18. Anacker C, Luna VM, Stevens GS, et al. Hippocampal neurogenesis confers stress resilience by inhibiting the ventral dentate gyrus. Nature. 2018; 559: 98–102.

19. Disner SG, Beevers CG, Haigh EAP, Beck AT. Neural mechanisms of the cognitive model of depression. Nat Rev Neurosci. 2011; 12: 467–77.

20. Arnsten AFT. Stress signalling pathways that impair prefrontal cortex structure and function. Nat Rev Neurosci. 2009; 10: 410–22.

21. McEwen BS, Nasca C, Gray JD. Stress effects on neuronal structure: hippocampus, amygdala, and prefrontal cortex. Neuropsychopharmacology. 2016; 41: 3–23.

22. Frodl T, Meisenzahl E, Zetzsche T, et al. Enlargement of the amygdala in patients with a first episode of major depression. Biol Psychiatry. 2002; 51: 708–14.

23. Gold PW, Chrousos G, Kellner C, et al. Psychiatric implications of basic and clinical studies with corticotropin-releasing factor. Am J Psychiatry. 1984; 141: 619–27.

24. Gold PW, Loriaux L, Roy A, et al. Corticotropin-releasing hormone in the hypercortisolism of depression and Cushing's disease. N Engl J Med. 1987; 316: 217–19.

25. Neurobiology of depression. N Engl J Med. 1989; 320: 869–70.

26. Gold PW, Loriaux DL, Roy A, et al. Responses to corticotropin-releasing hormone in the hypercortisolism of depression and Cushing's disease. Pathophysiologic and diagnostic implications. N Engl J Med. 1986; 314: 1329–35.

27. Akiyama T, Koeda M, Okubo Y, Kimura M. Hypofunction of left dorsolateral prefrontal cortex in depression during verbal fluency task: a multi-channel near-infrared spectroscopy study. J Affect Disord. 2018; 231: 83–90.

28. Popoli M, Yan Z, McEwen BS, Sanacora G. The stressed synapse: the impact of stress and glucocorticoids on glutamate transmission. Nat Rev Neurosci. 2011; 13: 22–37.

第四章　第一代抗抑郁药物的美丽新世界（1960—2010）

1. López-Muñoz F, Alamo C. Monoaminergic neurotransmission: the history of the discovery of antidepressants from 1950s until today. Curr Pharm Des. 2009; 15: 1563–86.

2. Brunello N, Mendlewicz J, Kasper S, et al. The role of noradrenaline and selective noradrenaline reuptake inhibition in depression. Eur Neuropsychopharmacol. 2002; 12: 461–75.

3. Asberg M, Martensson B. Serotonin selective antidepressant drugs: past, present, future. Clin Neuropharmacol. 1993; 16 Suppl. 3: S32–44.

4. Brown WA, Rosdolsky M. The clinical discovery of imipramine. Am J Psychiatry. 2015; 172: 426–29.

5. Kuhn R. The treatment of depressive states with G 22355 (imipramine hydrochloride). Am J Psychiatry. 1958; 115: 459–64.

6. Wong DT, Perry KW, Bymaster FP. Case history: the discovery of fluoxetine hydrochloride (Prozac). Nat Rev Drug Discov. 2005; 4: 764–74.

7. Patel K, Allen S, Haque MN, et al. Bupropion [Wellbutrin]: a systematic review and meta-analysis of effectiveness as an antidepressant. Ther Adv Psychopharmacol. 2016; 6: 99–144.

8. Alam A, Voronovich Z, Carley JA. A review of therapeutic uses of mirtazapine [Remeron] in psychiatric and medical conditions. Prim Care Companion CNS Disord. 2013; 15: PCC.13r01525.

9. Rodriques-Amorim D, Olivares JM, Spuch C, Rivera-Baltanás T. A systematic review of efficacy, safety, and tolerability of duloxetine [Cymbalta]. Front Psychiatry. 2020; 11: 554899.

10. Quitkin F, Rifkin A, Klein DF. Monoamine oxidase inhibitors [MAOI]. A review of antidepressant effectiveness. Arch Gen Psychiatry. 1979; 36: 749–60.

11. Suchting R, Tirumalajaru V, Gareeb R, et al. Revisiting monoamine oxidase inhibitors for the treatment of depressive disorders: a systematic review and network meta-analysis. J Affect Disord. 2021; 282: 1153–60.

12. Cruz MP. Vilazodone HCl (Viibryd): a serotonin partial agonist and reuptake inhibitor for the treatment of major depressive disorder. P T. 2012; 37: 28–31.

第五章　抑郁症治疗的艺术

1. Semrad EV. Semrad: The Heart of a Therapist. Edited by Susan Rako and Harvey Mazer. Jason Aronson. New York. 2003.

第六章　遗传、命运与抑郁症

1. Nasca C, Zelli D, Bigio B, et al. Stress dynamically regulates behavior and glutamatergic gene expression in hippocampus by opening a window of epigenetic plasticity. Proc Natl Acad Sci USA. 2015; 112: 14960–65.

2. Mossakowska-Wójcik J, Orzechowska A, Talarowska M, et al. The importance of TCF4 gene in the etiology of recurrent depressive disorders. Prog Neuropsychopharmacol Biol Psychiatry. 2018; 80(Pt C): 304–8.

3. James LM, Engdahl BE, Georgopoulos, AP. Apolipoprotein E: the resilience gene. Exp Brain Res. 2017; 235: 1853–59.

4. Liu X, Hou Z, Yin Y, et al. CACNA1C gene rs11832738 polymorphism influences depression severity by modulating spontaneous activity in the right middle frontal gyrus in patients with major depressive disorder. Front Psychiatry. 2020; 11: 73–94.

5. Kang JI, Kim SJ, Song YY, et al. Genetic influence of COMT and BDNF gene polymorphisms on resilience in healthy college students. Neuropsychobiology. 2013; 68: 174–80.

6. Haeffel GJ, Getchell M, Koposov RA, et al. Association between polymorphisms in the dopamine transporter gene and depression: evidence for a gene-environment interaction in a sample of juvenile detainees. Psychol Sci. 2008; 19: 62–69.

7. Coleman JRI, Gaspar HA, Bryois J, et al. The genetics of the mood disorder spectrum: genome-wide association analyses of more than 185,000 cases and 439,000 controls. Biol Psychiatry. 2020; 88: 169–84.

8. Caspi A, Sugden K, Moffitt TE, et al. Influence of life stress on depression: moderation by a polymorphism in the 5-HTT gene. Science. 2003; 301: 386–89.

9. Bigos KL, Mattay VS, Callicott JH, et al. Genetic variation in CACNA1C affects brain circuitries related to mental illness. Arch Gen Psychiatry. 2010; 67: 939–45.

10. Arrúe A, González-Torres MA, Basterreche N, et al. GAD1 gene polymorphisms are associated with bipolar I disorder and with blood homovanillic acid levels but not with plasma GABA levels. Neurochem Int. 2019; 124: 152–61.

11. McGrath LM, Cornelis MC, Lee PH, et al. Genetic predictors of risk and resilience in psychiatric disorders: a cross-disorder genome-wide association study of functional impairment in major depressive disorder, bipolar disorder, and schizophrenia. Am J Med Genet B Neuropsychiatr Genet. 2013; 162B: 779–88.

12. Li Y, Cao Z, Wu S, et al. Association between the CLOCK gene polymorphism and depressive symptom mediated by sleep quality among nonclinical Chinese Han population.

J Affect Disord. 2022; 298(Pt A): 217–23.

13. Ferrer A, Costas J, Gratacos M, et al. Clock gene polygenic risk score and seasonality in major depressive disorder and bipolar disorder. Genes Brain Behav. 2020; 19: e12683.

14. Sheikh HI, Kryski R, Smith HJ, et al. Catechol-O-methy-ltransferase gene val158met polymorphism and depressive symptoms during early childhood. Am J Med Genet B Neuropsychiatr Genet. 2013; 162B: 245–52.

15. Fries GR, Saldana VA, Finnstein J, Rein T. Molecular pathways of major depressive disorder converge on the synapse. Mol Psychiatry. 2023; 28: 284–97.

16. Gandal MJ, Haney JR, Parikshak NN, et al. Shared molecular neuropathology across major psychiatric disorders parallels polygenic overlap. Science. 2018; 359: 693–97.

17. Krishnan V, Han MH, Graham DL, et al. Molecular adaptations underlying susceptibility and resistance to social defeat in brain reward regions. Cell. 2007; 131: 391–404.

18. Grimm S, Wirth K, Fan Y, et al. The interaction of corticotropin-releasing hormone receptor gene and early life stress on emotional empathy. Behav Brain Res. 2017; 329: 180–85.

19. Pu M, Zhang Z, Xu Z, et al. Influence of genetic polymorphisms in the glutamatergic and GABAergic systems and their interactions with environmental stressors on antidepressant response. Pharmacogenomics. 2013; 14: 277–88.

20. Feder A, Nestler EJ, Charney DS. Psychobiology and molecular genetics of resilience. Nat Rev Neurosci. 2009; 10: 446–57.

21. Levey DF, Stein MB, Wendt FR, et al. Bi-ancestral depression GWAS in the million veteran program and meta-analysis in >1.2 million individuals highlight new therapeutic directions. Nat Neurosci. 2021; 24: 954–63.

22. Hernández-Díaz Y, González-Castro TB, Tovilla-Zárate CA, et al. Association between FKBP5 polymorphisms and depressive disorders or suicidal behavior: a systematic review and meta-analysis study. Psychiatry Res. 2019; 271: 658–68.

23. Laje G, Lally N, Mathews D, et al. Brain-derived neurotrophic factor Val66Met polymorphism and antidepressant efficacy of ketamine in depressed patients. Biol Psychiatry. 2012; 72: e27–28.

24. Ogilvie AD, Battersby S, Bubb VJ, et al. Polymorphism in serotonin transporter gene associated with susceptibility to major depression. Lancet. 1996; 347: 731–33.

25. Network and Pathway Analysis Subgroup of the Psychiatric Genomics Consortium. Psychiatric genome-wide association study analyses implicate neuronal, immune and histone pathways. Nat Neurosci. 2015; 18: 199–209.

26. Gandal MJ, Haney JR, Parikshak NN, et al. Shared molecular neuropathology across major psychiatric disorders parallels polygenic overlap. Science. 2018; 359: 693–97.

27. Nestler EJ, Waxman SG. Resilience to stress and resilience to pain: lessons from molecular neurobiology and genetics. Trends Mol Med. 2020; 26: 924–35.

28. Peyrot WJ, Price AL. Identifying loci with different allele frequencies among cases of eight psychiatric disorders using CC-GWAS. Nat Genet. 2021; 53: 445–54.

29. Stahl EA, Breen G, Forstner AJ, et al. Genome-wide association study identifies 30 loci associated with bipolar disorder. Nat Genet. 2019; 51: 793–803.

第七章　看得见的黑暗

1. Wehr TA, Wirz-Justice A, Goodwin FK, et al. Phase advance of the circadian sleep-wake

cycle as an antidepressant. Science. 1979; 206: 710–13.

2. Wehr TA, Helfrich-Förster C. Longitudinal observations call into question the scientific consensus that humans are unaffected by lunar cycles. Bioessays. 2021; 43: e2100054.

3. Wehr TA. Bipolar mood cycles and lunar tidal cycles. Mol Psychiatry. 2018; 23: 923–31.

4. Wehr TA. Bipolar mood cycles associated with lunar entrainment of a circadian rhythm. Transl Psychiatry. 2018; 8: 151.

5. Joseph-Vanderpool JR, Rosenthal NE, Chrousos GP, et al. Abnormal pituitary-adrenal responses to corticotropin-releasing hormone in patients with seasonal affective disorder: clinical and pathophysiological implications. J Clin Endocrinol Metab. 1991; 72: 1382–87.

6. Helfrich-Förster C, Monecke S, Spiousas I, et al. Women temporarily synchronize their menstrual cycles with the luminance and gravimetric cycles of the moon. Sci Adv. 2021; 7: eabe1358.

7. Avery DH, Wehr TA. Synchrony of sleep-wake cycles with lunar tidal cycles in a rapid-cycling bipolar patient. Bipolar Disord. 2018; 20: 399–402.

8. Avery DH, Alexander EM, Wehr TA. Synchrony between bipolar mood cycles and lunar tidal cycles ended after initiation of light treatment and treatment of hypothyroidism. J Psychiatr Pract. 2019; 25: 475–80.

9. Ferrer A, Costas J, Gratacos M, et al. Clock gene polygenic risk score and seasonality in major depressive disorder and bipolar disorder. Genes Brain Behav. 2020; 19: e12683.

10. Ketchesin KD, Becker-Krail D, McClung CA. Mood-related central and peripheral clocks. Eur J Neurosci. 2020; 51: 326–45.

11. Li Y, Cao Z, Wu S, et al. Association between the CLOCK gene polymorphism and depressive symptom mediated by sleep quality among nonclinical Chinese Han population. J Affect Disord. 2022; 298(Pt A): 217–23.

12. Sato S, Bunney B, Mendoza-Viveros L, et al. Rapid-acting antidepressants and the circadian clock. Neuropsychopharmacology. 2022; 47: 805–16.

13. von Schantz M, Leocadio-Miguel MA, McCarthy MJ, et al. Genomic perspectives on the circadian clock hypothesis of psychiatric disorders. Adv Genet. 2021; 107: 153–91.

14. Xing C, Zhou Y, Xu H, et al. Sleep disturbance induces depressive behaviors and neuroinflammation by altering the circadian oscillations of clock genes in rats. Neurosci Res. 2021; 171: 124–32.

15. Ehlers CL, Frank E, Kupfer D J. Social zeitgebers and biological rhythms. A unified approach to understanding the etiology of depression. Arch Gen Psychiatry. 1988; 45: 948–52.

16. Geoffroy PA, Palagini L. Biological rhythms and chronotherapeutics in depression. Prog Neuropsychopharmacol Biol Psychiatry. 2021; 106: 110158.

17. Campbell PD, Miller AM, Woesner ME. Bright light therapy: seasonal affective disorder and beyond. Einstein J Biol Med. 2017; 32: E13–E25.

18. Dauphinais DR, Rosenthal JZ, Terman M, et al. Controlled trial of safety and efficacy of bright light therapy vs. negative air ions in patients with bipolar depression. Psychiatry Res. 2012; 196: 57–61.

19. Virk G, Reeves G, Rosenthal NE, et al. Short exposure to light treatment improves depression scores in patients with seasonal affective disorder: a brief report. Int J Disabil Hum Dev. 2009; 8: 283–86.

20. Rosenthal NE. Issues for DSM-V: seasonal affective disorder and seasonality. Am J Psychiatry. 2009; 166: 852–53.

第八章 激素与抑郁症

1. Knol MJ, Twisk JWR, Beekman ATF, et al. Depression as a risk factor for the onset of type 2 diabetes mellitus. A meta-analysis. Diabetologia. 2006; 49: 837–45.

2. Gold PW. The organization of the stress system and its dysregulation in depressive illness. Mol Psychiatry. 2015; 20: 32–47.

3. Gold PW, Wong ML, Chrousos GP, Licinio J. Stress system abnormalities in melancholic and atypical depression: molecular, pathophysiological, and therapeutic implications. Mol Psychiatry. 1996; 1: 257–64.

4. Miller AH, Maletic V, Raison CL. Inflammation and its discontents: the role of cytokines in the pathophysiology of major depression. Biol Psychiatry. 2009; 65: 732–41.

5. Carrillo-de Sauvage MA, Maatouk L, Arnoux I, et al. Potent and multiple regulatory actions of microglial glucocorticoid receptors during CNS inflammation. Cell Death Differ. 2013; 20: 1546–57.

6. Brady LS, Whitfield HJ Jr, Fox RJ, et al. Long-term antidepressant administration alters corticotropin-releasing hormone, tyrosine hydroxylase, and mineralocorticoid receptor gene expression in rat brain. Therapeutic implications. J Clin Invest. 1991; 87: 831–37.

7. Gold PW, Licinio J, Pavlatou MG. Pathological parainflammation and endoplasmic reticulum stress in depression: potential translational targets through the CNS insulin, klotho, and PPAR-γ systems. Mol Psychiatry. 2013; 18: 154–65.

8. Chiu SL, Chen CM, Cline HT. Insulin receptor signaling regulates synapse number, dendritic plasticity, and circuit function in vivo. Neuron. 2008; 58: 708–19.

9. Liu F, Day M, Muñiz LC, et al. Activation of estrogen receptor-beta regulates hippocampal synaptic plasticity and improves memory. Nat Neurosci. 2008; 11: 334–43.

10. Brann DW, Dhandapani K, Wakade C, et al. Neurotrophic and neuroprotective actions of estrogen: basic mechanisms and clinical implications. Steroids. 2007; 72: 381–405.

11. Rune GM, Frotscher M. Neurosteroid synthesis in the hippocampus: role in synaptic plasticity. Neuroscience. 2005; 136: 833–42.

12. Walther A, Breidenstein J, Miller R. Association of testosterone treatment with alleviation of depressive symptoms in men: a systematic review and meta-analysis. JAMA Psychiatry. 2019; 76: 31–40.

13. Votinov M, Wagels L, Hoffstaedter F, et al. Effects of exogenous testosterone application on network connectivity within emotion regulation systems. Sci Rep. 2020; 10: 2352.

14. Volman I, Toni I, Verhagen L, Roelofs K. Endogenous testosterone modulates prefrontal-amygdala connectivity during social emotional behavior. Cereb Cortex. 2011; 21: 2282–90.

15. Frye CA, Rhodes ME, Rosellini R, Svare B. The nucleus accumbens as a site of action for rewarding properties of testosterone and its 5alphareduced metabolites. Pharmacol Biochem Behav. 2002; 74: 119–27.

16. Bauer M, Whybrow PC. Thyroid hormone, neural tissue and mood modulation. World J Biol Psychiatry. 2001; 2: 59–69.

17. Kapoor R, Fanibunda SE, Desouza LA, et al. Perspectives on thyroid hormone action in adult neurogenesis. J Neurochem. 2015; 133: 599–616.

18. Bauer M, London ED, Silverman DH, et al. Thyroid, brain and mood modulation in affective disorder: insights from molecular research and functional brain imaging. Pharmacopsychiatry. 2003; 36 Suppl 3: S215–21.

19. Cooke GE, Mullally S, Correia N, et al. Hippocampal volume is decreased in adults with hypothyroidism. Thyroid. 2014; 24: 433–40.

20. Gold PW, Chrousos GP. Melancholic and atypical subtypes of depression represent distinct pathophysiological entities: CRH, neural circuits, and the diathesis for anxiety and depression. Mol Psychiatry. 2013; 18: 632–34.

21. Joseph-Vanderpool JR, Rosenthal NE, Chrousos GP, et al. Abnormal pituitary-adrenal responses to corticotropin-releasing hormone in patients with seasonal affective disorder: clinical and pathophysiological implications. J Clin Endocrinol Metab. 1991; 72: 1382–87.

22. Magiakou MA, Mastorakos G, Rabin D, et al. Hypothalamic corticotropin-releasing hormone suppression during the postpartum period: implications for the increase in psychiatric manifestations at this time. J Clin Endocrinol Metab. 1996; 81: 1912–17.

23. Gold PW, Chrousos GP. The endocrinology of melancholic and atypical depression: relation to neurocircuitry and somatic consequences. Proc Assoc Am Physicians. 1999; 111: 22–34.

24. Gold PW, Wong ML, Chrousos GP, Licinio J. Stress system abnormalities in melancholic and atypical depression: molecular, pathophysiological, and therapeutic implications. Mol Psychiatry. 1996; 1: 257–64.

25. Roozendaal B, Barsegyan A, Lee S. Adrenal stress hormones, amygdala activation, and memory for emotionally arousing experiences. Prog Brain Res. 2008; 167: 79–97.

26. Roozendaal B, Brunson KL, Holloway BL, et al. Involvement of stressreleased corticotropin-releasing hormone in the basolateral amygdala in regulating memory consolidation. Proc Natl Acad Sci USA. 2002; 99: 13908–13.

27. Odaka H, Adachi N, Numakawa T. Impact of glucocorticoid on neurogenesis. Neural Regen Res. 2017; 12: 1028–35.

28. Gold PW, Chrousos G, Kellner C, et al. Psychiatric implications of basic and clinical studies with corticotropin-releasing factor. Am J Psychiatry. 1984; 141: 619–27.

29. Gold PW, Goodwin FK, Chrousos GP. Clinical and biochemical manifestations of depression. Relation to the neurobiology of stress (2). N Engl J Med. 1988; 319: 413–20.

30. Gold PW, Wong ML, Goldstein DS, et al. Cardiac implications of increased arterial entry and reversible 24-h central and peripheral norepinephrine levels in melancholia. Proc Natl Acad Sci USA. 2005; 102: 8303–8.

31. Wong ML, Kling MA, Munson PJ, et al. Pronounced and sustained central hypernoradrenergic function in major depression with melancholic features: relation to hypercortisolism and corticotropin-releasing hormone. Proc Natl Acad Sci USA. 2000; 97: 325–30.

第九章　抑郁症的实质损害

1. Barefoot JC, Schroll M. Symptoms of depression, acute myocardial infarction, and total mortality in a community sample. Circulation. 1996; 93: 1976–80.

2. Gold PW, Wong ML, Goldstein DS, et al. Cardiac implications of increased arterial entry and reversible 24-h central and peripheral norepinephrine levels in melancholia. Proc Natl Acad Sci USA. 2005; 102: 8303–8.

3. Goldfarb M, De Hert M, Detraux J, et al. Severe mental illness and cardiovascular disease: JACC state-of-the-art review. J Am Coll Cardiol. 2022; 80: 918–33.

4. Warriach ZI, Patel S, Khan F, Ferrer GF. Association of depression with cardiovascular diseases. Cureus. 2022; 14: e26296.

5. Lotufo PA. Mental disorders and heart disease: from William Harvey to today. Sao Paulo

Med J. 2017; 135: 321–22.

6. Knol MJ, Twisk JWR, Beekman ATF, et al. Depression as a risk factor for the onset of type 2 diabetes mellitus. A meta-analysis. Diabetologia. 2006; 49: 837–45.

7. Dong JY, Zhang YH, Tong J, Qin LQ. Depression and risk of stroke: a meta-analysis of prospective studies. Stroke. 2012; 43: 32–37.

8. Michelson D, Stratakis C, Hill L, et al. Bone mineral density in women with depression. N Engl J Med. 1996; 335: 1176–81.

9. Whooley MA, de Jonge P, Vittinghoff E, et al. Depressive symptoms, health behaviors, and risk of cardiovascular events in patients with coronary heart disease. JAMA. 2008; 300: 2379–88.

10. Gold PW. The organization of the stress system and its dysregulation in depressive illness. Mol Psychiatry. 2015; 20: 32–47.

11. Gold PW, Chrousos GP. The endocrinology of melancholic and atypical depression: relation to neurocircuitry and somatic consequences. Proc Assoc Am Physicians. 1999; 111: 22–34.

12. Lyra E, Silva NM, Lam MP, Soares CN, et al. Insulin resistance as a shared pathogenic mechanism between depression and type 2 diabetes. Front Psychiatry. 2019; 10: 57.

13. Eskandari F, Mistry S, Martinez PE, et al. Younger, premenopausal women with major depressive disorder have more abdominal fat and increased serum levels of prothrombotic factors: implications for greater cardiovascular risk. Metabolism. 2005; 54: 918–24.

14. Gold PW. Endocrine factors in key structural and intracellular changes in depression. Trends Endocrinol Metab. 2021; 32: 212–23.

第十章　当孩子陷入困境时

1. Ruch DA, Heck KM, Sheftall AH, et al. Characteristics and precipitating circumstances of suicide among children aged 5 to 11 years in the United States, 2013–2017. JAMA Netw Open. 2021; 4: e2115683.

2. Cavelti M, Kaess M. Adolescent suicide: an individual disaster, but a systemic failure. Eur Child Adolesc Psychiatry. 2021; 30: 987–90.

3. Daly M. Prevalence of depression among adolescents in the U.S. from 2009 to 2019: Analysis of trends by sex, race/ethnicity, and income. J Adolesc Health. 2022; 70: 496–99.

4. Bitsko RH, Claussen AH, Lichtstein J, et al. Mental health surveillance among children—United States, 2013–2019. MMWR Suppl. 2022; 71: 1–42.

5. Wickersham A, Sugg HVR, Epstein S, et al. Systematic review and metaanalysis: the association between child and adolescent depression and later educational attainment. J Am Acad Child Adolesc Psychiatry. 2021; 60: 105–18.

6. Costello EJ, Erkanli A, Angold A. Is there an epidemic of child or adolescent depression? J Child Psychol Psychiatry. 2006; 47: 1263–71.

7. Bernaras E, Jaureguizar J, Garaigordobil M. Child and adolescent depression: a review of theories, evaluation instruments prevention programs, and treatments. Front Psychol. 2019; 10: 543.

8. Davey CG, Yücel M, Allen NB. The emergence of depression in adolescence: development of the prefrontal cortex and the representation of reward. Neurosci Biobehav Rev. 2018; 32: 1–19.

9. Oliver A, Pile V, Elm D, Lau JYF. The cognitive neuropsychology of depression in adolescents. Curr Behav Neurosci Rep 2019; 6: 227–35.

10. Shen X, MacSweeney M, Chan SWY, et al. Brain structural associations with depression in a large early adolescent sample (the ABCD study®). EClinicalMedicine. 2021; 42: 101204.

11. Bos MGN, Peters S, van de Kamp FC, et al. Emerging depression in adolescence coincides with accelerated frontal cortical thinning. J Child Psychol Psychiatry. 2018; 59: 994–1002.

12. Gaffrey MS, Barch DM, Singer J, et al. Disrupted amygdala reactivity in depressed 4-to 6-year-old children. J Am Acad Child Adolesc Psychiatry. 2013; 52: 737–46.

13. Redlich R, Opel N, Bürger C, et al. The limbic system in youth depression: brain structural and functional alterationsin adolescent in-patients with severe depression. Neuropsychopharmacology. 2018; 43: 546–54.

14. Barch DM, Tillman R, Kelly D, et al. Hippocampal volume and depression among young children. Psychiatry Res Neuroimaging. 2019; 288: 21–28.

15. Baloch HA, Hatch JP, Olvera RL, et al. Morphology of the subgenual prefrontal cortex in pediatric bipolar disorder. J Psychiatr Res. 2010; 44: 1106–10.

16. Gaffrey MS, Luby JL, Repovš G, et al. Subgenual cingulate connectivity in children with a history of preschool-depression. Neuroreport. 2010; 21: 1182–88.

17. Toenders YJ, van Velzen LS, Heideman IZ, et al. Neuroimaging predictors of onset and course of depression in childhood and adolescence: a systematic review of longitudinal studies. Dev Cogn Neurosci. 2019; 39: 100700.

18. Xie C, Jia T, Rolls ET, et al. Reward versus nonreward sensitivity of the medial versus lateral orbitofrontal cortex relates to the severity of depressive symptoms. Biol Psychiatry Cogn Neurosci Neuroimaging. 2021; 6: 259–69.

19. van Velzen LS, Dauvermann MR, Colic L, et al. Structural brain alterations associated with suicidal thoughts and behaviors in young people. results from 21 international studies from the ENIGMA Suicidal Thoughts and Behaviours consortium. Mol Psychiatry. 2022; 27: 4550–60.

第十一章　双相及相关障碍

1. van Velzen LS, Dauvermann MR, Colic L, et al. Structural brain alterations associated with suicidal thoughts and behaviors in young people: results from 21 international studies from the ENIGMA Suicidal Thoughts and Behaviours consortium. Mol Psychiatry. 2022; 27: 4550–60.

2. Gold PW, Chrousos GP. Melancholic and atypical subtypes of depression represent distinct pathophysiological entities: CRH, neural circuits, and the diathesis for anxiety and depression. Mol Psychiatry. 2013; 18: 632–34.

3. Wehr TA, Wirz-Justice A, Goodwin FK, et al. Phase advance of the circadian sleep-wake cycle as an antidepressant. Science. 1979; 206: 710–13.

4. Wehr TA. Bipolar mood cycles and lunar tidal cycles. Mol Psychiatry. 2018; 23: 923–31.

5. Wehr TA. Bipolar mood cycles associated with lunar entrainment of a circadian rhythm. Transl Psychiatry. 2018; 8: 151.

6. Wehr TA, Helfrich-Förster C. Longitudinal observations call into question the scientific consensus that humans are unaffected by lunar cycles. Bioessays. 2021; 43: e2100054.

7. Avery DH, Alexander EM, Wehr TA. Synchrony between bipolar mood cycles and lunar tidal cycles ended after initiation of light treatment and treatment of hypothyroidism. J Psychiatr Pract. 2019; 25: 475–80.

8. Avery DH, Wehr TA. Synchrony of sleep-wake cycles with lunar tidal cycles in a rapid-cy-

cling bipolar patient. Bipolar Disord. 2018; 20: 399–402.

9. Helfrich-Förster C, Monecke S, Spiousas I, et al. Women temporarily synchronize their menstrual cycles with the luminance and gravimetric cycles of the moon. Sci Adv. 2021; 7: eabe1358.

10. Frey BN, Stanley JA, Nery FG, et al. Abnormal cellular energy and phospholipid metabolism in the left dorsolateral prefrontal cortex of medication-free individuals with bipolar disorder: an in vivo 1H MRS study. Bipolar Disord. 2007; 9 Suppl 1: 119–27.

11. Green EK, Rees E, Walters JTR, et al. Copy number variation in bipolar disorder. Mol Psychiatry. 2016; 21: 89–93.

12. Martino M, Magioncalda P, Huang Z, et al. Contrasting variability patterns in the default mode and sensorimotor networks balance in bipolar depression and mania. Proc Natl Acad Sci USA. 2016; 113: 4824–29.

13. Lopez-Larson MP, Shah LM, Weeks HR, et al. Abnormal functional connectivity between default and salience networks in pediatric bipolar disorder. Biol Psychiatry Cogn Neurosci Neuroimaging. 2017; 2: 85–93.

14. Pacifico R, Davis RL. Transcriptome sequencing implicates dorsal striatum-specific gene network, immune response and energy metabolism pathways in bipolar disorder. Mol Psychiatry. 2017; 22: 441–49.

15. Levey DF, Stein MB, Wendt FR, et al. Bi-ancestral depression GWAS in the million veteran program and meta-analysis in >1.2 million individuals highlight new therapeutic directions. Nat Neurosci. 2021; 24: 954–63.

16. Nielsen RE, Kugathasan P, Straszek S, et al. Why are somatic diseases in bipolar disorder insufficiently treated? Int J Bipolar Disord. 2019; 7: 12.

17. Blacker CJ, Millischer V, Webb LM, et al. EAAT2 as a research target in bipolar disorder and unipolar depression: a systematic review. Mol Neuropsychiatry. 2020; 5 (Suppl 1): 44–59.

18. Lippard ETC, Jensen KP, Wang F, et al. Effects of ANK3 variation on gray and white matter in bipolar disorder. Mol Psychiatry. 2017; 22: 1345–51.

19. Hibar DP, Westlye LT, van Erp TGM, et al. Subcortical volumetric abnormalities in bipolar disorder. Mol Psychiatry. 2016; 21: 1710–16.

20. Ferrer A, Costas J, Gratacos M, et al. Clock gene polygenic risk score and seasonality in major depressive disorder and bipolar disorder. Genes Brain Behav. 2020; 19: e12683.

21. Arrúe A, González-Torres MA, Basterreche N, et al. GAD1 gene polymorphisms are associated with bipolar I disorder and with blood homovanillic acid levels but not with plasmic GABA levels. Neurochem Int. 2019; 124: 152–61.

22. Blumberg HP, Leung HC, Skudlarski P, et al. A functional magnetic resonance imaging study of bipolar disorder: state- and trait-related dysfunction in ventral prefrontal cortices. Arch Gen Psychiatry. 2003; 60: 601–9.

23. Pacifico R, Davis RL. Transcriptome sequencing implicates dorsal striatum-specific gene network, immune response and energy metabolism pathways in bipolar disorder. Mol Psychiatry. 2017; 22: 441–49.

24. Chiou YJ, Huang TL. Brain-derived neurotrophic factor (BDNF) and bipolar disorder. Psychiatry Res. 2019; 274: 395–99.

25. McGrath LM, Cornelis MC, Lee PH, et al. Genetic predictors of risk and resilience in psychiatric disorders: a cross-disorder genome-wide association study of functional impairment in major depressive disorder, bipolar disorder, and schizophrenia. Am J Med Genet B Neuropsychiatr Genet. 2013; 162B: 779–88.

26. Durdurak BB, Altaweel N, Upthegrove R, Marwaha S. Understanding the development of bipolar disorder and borderline personality disorder in young people: a meta-review of systematic reviews. Psychol Med. 2022; 52: 1–14.

27. Whittaker JR, Foley SF, Ackling E, et al. The functional connectivity between the nucleus accumbens and the ventromedial prefrontal cortex as an endophenotype for bipolar disorder. Biol Psychiatry. 2018; 84: 803–9.

28. Cui D, Guo Y, Cao W, et al. Correlation between decreased amygdala subnuclei volumes and impaired cognitive functions in pediatric bipolar disorder. Front Psychiatry. 2020; 11: 612.

第十二章　锂剂的潜力与应用前景

1. Lambert PD, McGirr KM, Ely TD, et al. Chronic lithium treatment decreases neuronal activity in the nucleus accumbens and cingulate cortex of the rat. Neuropsychopharmacology. 1999; 21: 229–37.

2. Dell'Osso L, Del Grande C, Gesi C, et al. A new look at an old drug: neuroprotective effects and therapeutic potentials of lithium salts. Neuropsychiatr Dis Treat. 2016; 12: 1687–703.

3. De-Paula VJ, Gattaz WF, Forlenza OV. Long-term lithium treatment increases intracellular and extracellular brain-derived neurotrophic factor (BDNF) in cortical and hippocampal neurons at subtherapeutic concentrations. Bipolar Disord. 2016; 18: 692–95.

4. Song J, Sjölander A, Joas E, et al. Suicidal behavior during lithium and valproate treatment: a within-individual 8-year prospective study of 50,000 patients with bipolar disorder. Am J Psychiatry. 2017; 174: 795–802.

5. Puglisi-Allegra S, Ruggieri S, Fornai F. Translational evidence for lithium-induced brain plasticity and neuroprotection in the treatment of neuropsychiatric disorders. Transl Psychiatry. 2021; 11: 366.

6. Usher J, Menzel P, Schneider-Axmann T, et al. Increased right amygdala volume in lithium treated patients with bipolar I disorder. Acta Psychiatr Scand. 2010; 121: 119–24.

7. Zhou Q, Wang K, Qiu J, et al. Comparative transcriptome analysis and CRISPR/Cas9 gene editing reveal that E4BP4 mediates lithium upregulation of Per2 expression. Open Biol. 2021; 11: 210140.

8. Kline NS. Lithium comes into its own. Am J Psychiatry. 1968; 125: 558–60.

9. Blackwell B, Shepherd M. Prophylactic lithium: another therapeutic myth? An examination of the evidence to date. Lancet. 1968; 1: 968–71.

第十三章　电休克疗法

1. Espinoza RT, Kellner CH. Electroconvulsive therapy. N Engl J Med. 2022; 386: 667–72.

2. Trifu S, Sevcenco A, Stănescu A, et al. Efficacy of electroconvulsive therapy as a potential first-choice treatment in treatment-resistant depression (review). Exp Ther Med. 2021; 22: 1281.

3. Chakrabarti S, Grover S, Rajagopal R. Electroconvulsive therapy: a review of knowledge, experience and attitudes of patients concerning the treatment. World J Biol Psychiatry. 2010; 11: 525–37.

4. Ousdal OT, Brancati GE, Kessler U, et al. The neurobiological effects of electroconvulsive

therapy studied through magnetic resonance: what have we learned, and where do we go? Biol Psychiatry. 2022; 91: 540–49.

5. Cerletti U, Bini L. L'elettroshock. Archivio Generale di Neurologia, Psichiatria e Psicoanalisi. 1938; 19: 266–68.

6. Cerletti U. Old and new information about electroshock. Am J Psychiatry. 1950; 107: 87–94.

7. Kalinowsky LB. Convulsive shock treatment. In American Handbook of Psychiatry, Vol. 2. Edited by Silvano Arieti. Basic Books. New York. 1959: 1499–1520.

8. Boyer B. Fantasies concerning convulsive therapy. Psychoanal Rev. 1952; 39: 252–70.

9. Herbert W. Berkeley voters ban ECT, shock psychiatric profession. Science News. 1982; 122: 309.

10. Shorter E. A History of Psychiatry. New York. John Wiley and Sons. 1997: 218–25.

11. Voigt J, Carpenter L, Leuchter A. A systematic literature review of the clinical efficacy of repetitive transcranial magnetic stimulation (rTMS) in non-treatment resistant patients with major depressive disorder. BMC Psychiatry. 2019; 19: 13.

12. Gogulski J, Ross JM, Talbot A, et al. Personalized repetitive transcranial magnetic stimulation for depression. Biol Psychiatry Cogn Neurosci Neuroimaging 2022; in press.

13. Cole EJ, Stimpson KH, Bentzley BS, et al. Stanford accelerated intelligent neuromodulation therapy for treatment-resistant depression. Am J. Psychiatry. 2020; 177: 716–26.

14. George MS, Caulfield KA, Wiley M. Shaping plasticity with non-invasive brain stimulation in the treatment of psychiatric disorders: present and future. Handb Clin Neurol. 2022; 184: 497–507.

15. Wassermann EM, Lisanby SH. Therapeutic application of repetitive transcranial magnetic stimulation: a review. Clin Neurophysiol. 2001; 112: 1367–77.

16. Caulfield KA, Fleischmann HH, Cox CE, et al. Neuronavigation maximizes accuracy and precision in TMS positioning: evidence from 11,230 distance, angle, and electric field modeling measurements. Brain Stimul. 2022; 15: 1192–1205.

17. Hamblin MR. Shining light on the head: photobiomodulation for brain disorders. BBA Clin. 2016; 6: 113–24.

18. Mayberg HS, Lozano AM, Voon V, et al. Deep brain stimulation for treatment-resistant depression. Neuron. 2005; 45: 651–60.

19. Sackeim HA. Modern electroconvulsive therapy: vastly improved yet greatly underused. JAMA Psychiatry. 2017; 74: 779–780.

第十四章　致幻剂与治疗

1. Davis AK, Barrett FS, May DG, et al. Effects of psilocybin-assisted therapy on major depressive disorder: a randomized clinical trial. JAMA Psychiatry. 2021; 78: 481–89.

2. Daws RE, Timmermann C, Giribaldi B, et al. Increased global integration in the brain after psilocybin therapy for depression. Nat Med. 2022; 28: 844–51.

3. Gukasyan N, Davis AK, Barrett FS, et al. Efficacy and safety of psilocybin-assisted treatment for major depressive disorder: prospective 12-month follow-up. J Psychopharmacol. 2022; 36: 151–58.

4. Carhart-Harris R, Giribaldi B, Watts R, et al. Trial of psilocybin versus escitalopram for depression. N Engl J Med. 2021; 384: 1402–11.

5. Goodwin GM, Aaronson ST, Alvarez O, et al. Single-dose psilocybin for a treatment-resistant episode of major depression. N Engl J Med. 2022; 387: 1637–48.

6. Aqil M, Roseman L. More than meets the eye: the role of sensory dimensions in psychedelic brain dynamics, experience, and therapeutics. Neuropharmacology. 2022; 223: 109300.

7. VanderZwaag J, Halvorson T, Dolhan K, et al. The missing piece? A case for microglia's prominent role in the therapeutic action of anesthetics, ketamine, and psychedelics. Neurochem Res. 2002; in press.

8. Wong A, Raz A. Microdosing with classical psychedelics: research trajectories and practical considerations. Transcult Psychiatry. 2022; 59: 675–90.

9. Sottile RJ, Vida T. A proposed mechanism for the MDMA-mediated extinction of traumatic memories in PTSD patients treated with MDMA-assisted therapy. Front Psychiatry. 2022; 13: 991753.

10. Obstacles and opportunities: how psychedelic medicine can rise to its challenges. Nature. 2022; in press.

11. Beaussant Y, Nigam K. Expending perspectives on the potential for psychedelic-assisted therapies to improve the experience of aging. Am J Geriatr Psychiatry. 2023; 31: 54–57.

12. Glazer J, Murray CH, Nusslock R, et al. Low doses of lysergic acid diethylamide (LSD) increase reward-related brain activity. Neuropsychopharmacology. 2022; in press.

13. Stoliker D, Novelli L, Vollenweider FX, et al. Effective connectivity of functionally anticorrelated networks under lysergic acid diethylamide. Biol Psychiatry. 2023; 93: 224–32.

14. Kwan AC, Olson DE, Preller KH, Roth BL. The neural basis of psychedelic action. Nat Neurosci. 2022; 25: 1407–19.

第十五章　对传统抗抑郁药物的新认知

1. Casarotto PC, Girych M, Fred SM, et al. Antidepressant drugs act by directly binding to TRKB neurotrophin receptors. Cell. 2021; 184: 1299–313.

2. Björkholm C, Monteggia LM. BDNF—a key transducer of antidepressant effects. Neuropharmacology. 2016; 102: 72–79.

3. Cooke JD, Grover LM, Spangler PR. Venlafaxine treatment stimulates expression of brain-derived neurotrophic factor protein in frontal cortex and inhibits long-term potentiation in hippocampus. Neuroscience. 2009; 162: 1411–19.

4. Chen CH, Lee CS, Lee MTM, et al. Variant GADL1 and response to lithium therapy in bipolar I disorder. N Engl J Med. 2014; 370: 119–28.

5. Palmos AB, Duarte RRR, Smeeth DM, et al. Lithium treatment and human hippocampal neurogenesis. Transl Psychiatry. 2021; 11: 555.

6. Gupta R, Gupta K, Tripathi AK, et al. Effect of mirtazapine [Remeron] treatment on serum levels of brain-derived neurotrophic factor and tumor necrosis factor-α in patients of major depressive disorder with severe depression. Pharmacology. 2016; 97: 184–88.

7. Hartig J, Nemes B. BDNF-related mutations in major depressive disorder: a systematic review. Acta Neuropsychiatr. 2023; 35: 5–26.

8. Lee BH, Kim YK. The roles of BDNF in the pathophysiology of major depression and in antidepressant treatment. Psychiatry Investig. 2010; 7: 231–35.

9. Woelfer M, Li M, Colic L, et al. Ketamine-induced changes in plasma brain-derived neurotrophic factor (BDNF) levels are associated with the resting-state functional connectivity of the prefrontal cortex. World J Biol Psychiatry. 2020; 21: 696–710.

10. Kang JI, Kim SJ, Song YY, et al. Genetic influence of COMT and BDNF gene polymor-

phisms on resilience in healthy college students. Neuropsychobiology. 2013; 68: 174–80.

11. de la Tremblaye PB, Benoit SM, Schock S, Plamondon H. CRHR1 exacerbates the glial inflammatory response and alters BDNF/TrkB/pCREB signaling in a rat model of global cerebral ischemia: implications for neuroprotection and cognitive recovery. Prog Neuropsychopharmacol Biol Psychiatry. 2017; 79(Pt B): 234–48.

12. Abdallah CG, Sanacora G, Duman RS, Krystal JH. Ketamine and rapid-acting antidepressants: a window into a new neurobiology for mood disorder therapeutics. Annu Rev Med. 2015; 66: 509–23.

13. Autry AE, Monteggia LM. Brain-derived neurotrophic factor and neuropsychiatric disorders. Pharmacol Rev. 2012; 64: 238–58.

14. Duman RS, Monteggia LM. A neurotrophic model for stress-related mood disorders. Biol Psychiatry. 2006; 59: 1116–27.

第十六章　氯胺酮的功效与副作用

1. Zarate CA Jr, Singh JB, Carlson PJ, et al. A randomized trial of an Nmethyl-D-aspartate antagonist in treatment-resistant major depression. Arch Gen Psychiatry. 2006; 63: 856–64.

2. Duman RS. Ketamine and rapid-acting antidepressants: a new era in the battle against depression and suicide. F1000Res. 2018; 7: F1000 Faculty Rev-659.

3. Krystal JH, Abdallah CG, Sanacora G, et al. Ketamine: a paradigm shift for depression research and treatment. Neuron. 2019; 101: 774–78.

4. Brachman RA, McGowan JC, Perusini JN, et al. Ketamine as a prophylactic against stress-induced depressive-like behavior. Biol Psychiatry. 2016; 79: 776–86.

5. Carrillo P, Petit A-C, Gaillard R, Vinckier F. The next psychoactive drugs: From imipramine to ketamine. Bull Acad Natl Med. 2020; 204: 1034–42.

6. Laje G, Lally N, Mathews D, et al. Brain-derived neurotrophic factor Val66Met polymorphism and antidepressant efficacy of ketamine in depressed patients. Biol Psychiatry. 2012; 72: e27–28.

7. Price RB. From mice to men: can ketamine enhance resilience to stress? Biol Psychiatry. 2016; 79: e57–59.

8. Woelfer M, Li M, Colic L, et al. Ketamine-induced changes in plasma brain-derived neurotrophic factor (BDNF) levels are associated with the resting-state functional connectivity of the prefrontal cortex. World J Biol Psychiatry. 2020; 21: 696–710.

9. Gerhard DM, Pothula S, Liu R-J, et al. GABA interneurons are the cellular trigger for ketamine's rapid antidepressant actions. J Clin Invest. 2020; 130: 1336–49.

10. Duman RS, Li N, Liu R-J, et al. Signaling pathways underlying the rapid antidepressant actions of ketamine. Neuropharmacology. 2012; 62: 35–41.

11. Krystal JH, Abdallah CG, Sanacora G, et al. Ketamine: a paradigm shift for depression research and treatment. Neuron. 2019; 101: 774–78.

12. Swainson J, Thomas RK, Archer S, et al. Esketamine for treatment resistant depression. Expert Rev Neurother. 2019; 19: 899–911.

13. Yokoyama R, Higuchi M, Tanabe W, et al. (S)-norketamine and (2S,6S)-hydroxynorketamine exert potent antidepressant-like effects in a chronic corticosterone-induced mouse model of depression. Pharmacol Biochem Behav. 2020; 191: 172876.

第十七章 走出抑郁

1. Davis AK, Barrett FS, May DG, et al. Effects of psilocybin-assisted therapy on major depressive disorder: a randomized clinical trial. JAMA Psychiatry. 2021; 78: 481–89.
2. Daws RE, Timmermann C, Giribaldi B, et al. Increased global integration in the brain after psilocybin therapy for depression. Nat Med. 2022; 28: 844–51.
3. Gukasyan N, Davis AK, Barrett FS, et al. Efficacy and safety of psilocybin-assisted treatment for major depressive disorder: prospective 12-month follow-up. J Psychopharmacol. 2022; 36: 151–58.
4. Carhart-Harris R, Giribaldi B, Watts R, et al. Trial of psilocybin versus escitalopram for depression. N Engl J Med. 2021; 384: 1402–11.
5. Goodwin GM, Aaronson ST, Alvarez O, et al. Single-dose psilocybin for a treatment-resistant episode of major depression. N Engl J Med. 2022; 387: 1637–48.
6. Aqil M, Roseman L. More than meets the eye: the role of sensory dimensions in psychedelic brain dynamics, experience, and therapeutics. Neuropharmacology. 2023; 223: 109300.
7. VanderZwaag J, Halvorson T, Dolhan K, et al. The missing piece? A case for microglia's prominent role in the therapeutic action of anesthetics, ketamine, and psychedelics. Neurochem Res. 2022; in press.
8. Wong A, Raz A. Microdosing with classical psychedelics: research trajectories and practical considerations. Transcult Psychiatry. 2022; 59: 675–90.
9. Inserra A, Giorgini G, Lacroix S, et al. Effects of repeated lysergic acid diethylamide (LSD) on the mouse brain endocannabinoidome and gut microbiome. Br J Pharmacol. 2023; 180: 721–39.
10. Jones GM. Race and ethnicity moderate the associations between lifetime psychedelic use (MDMA/ecstasy and psilocybin) and major depressive episodes. J Psychopharmacol. 2023; 37: 61–69.
11. Sottile RJ, Vida T. A proposed mechanism for the MDMA-mediated extinction of traumatic memories in PTSD patients treated with MDMA-assisted therapy. Front Psychiatry. 2022; 13: 991753.
12. Obstacles and opportunities: how psychedelic medicine can rise to its challenges. Nature. 2022; in press.
13. Beaussant Y, Nigam K. Expending perspectives on the potential for psychedelic-assisted therapies to improve the experience of aging. Am J Geriatr Psychiatry. 2023; 31: 54–57.
14. Glazer J, Murray CH, Nusslock R, et al. Low doses of lysergic acid diethylamide (LSD) increase reward-related brain activity. Neuropsychopharmacology. 2023; 48: 418–26.
15. Kwan AC, Olson DE, Preller KH, Roth BL. The neural basis of psychedelic action. Nat Neurosci. 2022; 25: 1407–19.
16. Gattuso JJ, Perkins D, Ruffell S, et al. Default mode network modulation by psychedelics: a systematic review. Int J Neuropsychopharmacol. 2022; in press.
17. Stoliker D, Novelli L, Vollenweider FX, et al. Effective connectivity of functionally anticor-related networks under lysergic acid diethylamide. Biol Psychiatry. 2023; 93: 224–32.

第十八章 提升复原力

1. Nestler EJ, Waxman SG. Resilience to stress and resilience to pain: lessons from molecular

neurobiology and genetics. Trends Mol Med. 2020; 26: 924–35.

2. Krishnan V, Han MH, Graham DL, et al. Molecular adaptations underlying susceptibility and resistance to social defeat in brain reward regions. Cell 2007; 131: 391–404.

3. Han MH, Nestler EJ. Neural substrates of depression and resilience. Neurotherapeutics. 2017; 14: 677–86.

4. Feder A, Fred-Torres S, Southwick SM, Charney DS. The biology of human resilience: opportunities for enhancing resilience across the life span. Biol Psychiatry. 2019; 86: 443–53.

5. Feder A, Nestler EJ, Charney DS. Psychobiology and molecular genetics of resilience. Nat Rev Neurosci. 2009; 10: 446–57.

6. Russo SJ, Murrough JW, Han MH, et al. Neurobiology of resilience. Nat Neurosci. 2012; 15: 1475–84.

7. Southwick SM, Charney DS. The science of resilience: implications for the prevention and treatment of depression. Science. 2012; 338: 79–82.

8. Rutter M. Resilience as a dynamic concept. Dev Psychopathol. 2012; 24: 335–44.

9. Rutter M. Resilience in the face of adversity. Protective factors and resistance to psychiatric disorder. Br J Psychiatry. 1985; 147: 598–611.

10. Kilner JM, Lemon RN. What we know currently about mirror neurons. Curr Biol. 2013; 23: R1057–62.

11. Campbell-Sills L, Cohan SL, Stein MB. Relation of resilience to personality, coping, and psychiatric symptoms in young adults. Behav Res Ther. 2006; 44: 585–99.

12. Kautz M, Charney DS, Murrough JW. Neuropeptide Y, resilience, and PTSD therapeutics. Neurosci Lett. 2017; 649: 164–69.

13. Bolsinger J, Seifritz E, Kleim B, Manoliu A. Neuroimaging correlates of resilience to traumatic events—a comprehensive review. Front Psychiatry. 2018; 9: 693.

14. Pino O, Pelosi A, Artoni V, Mari M. Post-traumatic outcomes among survivors of the earthquake in central Italy of August 24, 2016. A study of PTSD risk and vulnerability factors. Psychiatr Q. 2021; 92: 1489–511.

15. Bush G, Luu P, Posner MI. Cognitive and emotional influences in anterior cingulate cortex. Trends Cogn Sci. 2000; 4: 215–22.

16. Boldrini M, Galfalvy H, Dwork AJ, et al. Resilience is associated with larger dentate gyrus, while suicide decedents with major depressive disorder have fewer granule neurons. Biol Psychiatry. 2019; 85: 850–62.

17. Cathomas F, Murrough JW, Nestler EJ, et al. Neurobiology of resilience: interface between mind and body. Biol Psychiatry. 2019; 86: 410–20.

18. Chen MC, Hamilton JP, Gotlib IH. Decreased hippocampal volume in healthy girls at risk of depression. Arch Gen Psychiatry. 2010; 67: 270–76.

19. Tashjian SM, Galván A. The role of mesolimbic circuitry in buffering election-related distress. J Neurosci. 2018; 38: 2887–98.

20. van der Werff SJA, van den Berg SM, Pannekoek JN, et al. Neuroimaging resilience to stress: a review. Front Behav Neurosci. 2013; 7: 39.

21. Cutuli D. Cognitive reappraisal and expressive suppression strategies role in the emotion regulation: an overview on their modulatory effects and neural correlates. Front Syst Neurosci. 2014; 8: 175.

22. Su Y, D'Arcy C, Yuan S, Meng X. How does childhood maltreatment influence ensuing cognitive functioning among people with the exposure of childhood maltreatment? A systematic review of prospective cohort studies. J Affect Disord. 2019; 252: 278–93.

23. Silveira S, Shah R, Nooner KB, et al. Impact of childhood trauma on executive function in

adolescence-mediating functional brain networks and prediction of high-risk drinking. Biol Psychiatry Cogn Neurosci Neuroimaging. 2020; 5: 499–509.

24. Vythilingam M, Nelson EE, Scaramozza M, et al. Reward circuitry in resilience to severe trauma: an fMRI investigation of resilient special forces soldiers. Psychiatry Res. 2009; 172: 75–77.

25. Shallcross J, Wu L, Wilkinson CS, et al. Increased mGlu5 mRNA expression in BLA glutamate neurons facilitates resilience to the longterm effects of a single predator scent stress exposure. Brain Struct Funct. 2021; 226: 2279–93.

26. Stein MB, Choi KW, Jain S, et al. Genome-wide analyses of psychological resilience in U.S. Army soldiers. Am J Med Genet B Neuropsychiatr Genet. 2019; 180: 310–19.

27. Maul S, Giegling I, Fabbri C, et al. Genetics of resilience: implications from genome-wide association studies and candidate genes of the stress response system in posttraumatic stress disorder and depression. Am J Med Genet B Neuropsychiatr Genet. 2019; 183: 77–94.

28. Grimm S, Wirth K, Fan Y, et al. The interaction of corticotropin-releasing hormone receptor gene and early life stress on emotional empathy. Behav Brain Res. 2017; 329: 180–85.

29. James LM, Engdahl BE, Georgopoulos, AP. Apolipoprotein E: the resilience gene. Exp Brain Res. 2017; 235: 1853–59.

30. Caspi A, Sugden K, Moffitt TE, et al. Influence of life stress on depression: moderation by a polymorphism in the 5-HTT gene. Science. 2003; 301: 386–89.

31. Kang JI, Kim SJ, Song YY, et al. Genetic influence of COMT and BDNF gene polymorphisms on resilience in healthy college students. Neuropsychobiology. 2013; 68: 174–80.

32. Post RM. Myriad of implications of acetyl-l-carnitine deficits in depression. Proc Natl Acad Sci USA. 2018; 115: 8475–77.

33. Hernández-Díaz Y, González-Castro TB, Tovilla-Zárate CA, et al. Association between FKBP5 polymorphisms and depressive disorders or suicidal behavior: a systematic review and meta-analysis study. Psychiatry Res. 2019; 271: 658–68.

34. Frey BN, Stanley JA, Nery FG, et al. Abnormal cellular energy and phospholipid metabolism in the left dorsolateral prefrontal cortex of medication-free individuals with bipolar disorder: an in vivo 1H MRS study. Bipolar Disord. 2007; 9 Suppl 1: 119–27.

35. Nasca C, Xenos D, Barone Y, et al. L-acetylcarnitine causes rapid antidepressant effects through the epigenetic induction of mGlu2 receptors. Proc Natl Acad Sci USA. 2013; 110: 4804–9.

36. Nasca C, Bigio B, Lee FS, et al. Acetyl-l-carnitine deficiency in patients with major depressive disorder. Proc Natl Acad Sci USA. 2018; 115: 8627–32.

37. Brachman RA, McGowan JC, Perusini JN, et al. Ketamine as a prophylactic against stress-induced depressive-like behavior. Biol Psychiatry. 2016; 79: 776–86.

38. Price RB. From mice to men: can ketamine enhance resilience to stress? Biol Psychiatry. 2016; 79: e57–59.

39. Enman NM, Sabban EL, McGonigle P, Van Bockstaele EJ. Targeting the neuropeptide Y system in stress-related psychiatric disorders. Neurobiol Stress. 2015; 1: 33–43.